Mouches volantes – Glaskörpertrübung oder Nervensystem?

Fliegende Mücken als wahrnehmbarer Aspekt des visuellen Nervensystems

Floco Tausin
Leuchtstruktur Verlag

ISBN 9783907400302

Copyright © Leuchtstruktur Verlag / Floco Tausin 2022

Druck:

ingramspark.com

Weitere Informationen zum Thema Mouches volantes:

mouches-volantes.com

Further information about the subject of eye floaters:

eye-floaters.info

Inhalt

Einführung: Mouches volantes – Glaskörpertrübung oder Nervensystem?

7

1. Die Grenzen der ophthalmologischen Erklärung der Mouches volantes

13

2. Mouches volantes als rezeptive Felder von Neuronen des visuellen Nervensystems

29

3. Von Zustandsveränderungen und „Quantensprüngen" – weitere Beobachtungen von Mouches volantes und ihre Entsprechungen in den rezeptiven Feldern

46

4. Weitergehende Überlegungen und Einwände

57

Literatur

71

Über den Autor

74

Einführung:
Mouches volantes – Glaskörpertrübung oder Nervensystem?

Mouches volantes (frz. für „fliegende Mücken") sind im Blickfeld schwimmende Punkte und Fäden, die etwa beim Blick gegen den Himmel sichtbar werden. In der Augenheilkunde gilt diese entoptische, d.h. vom menschlichen Sehsystem selbst verursachte Erscheinung als Glaskörpertrübung. Man erklärt diese Wahrnehmung dadurch, dass der Glaskörper mit zunehmendem Alter schrumpft und sich verflüssigt (Syneresis). Teile des feinen Glaskörpergerüstes aus Hyaluronsäure und Kollagen-Fibrillen verklumpen und werfen Schatten auf die Netzhaut, die als vereinzelte bewegliche Punkte und Fäden sichtbar werden. Mouches volantes gelten als harmlos. Der allgemeine ärztliche Rat lautet, sie zu ignorieren. Zur Vorsorge kann auf eine mögliche Netzhautablösung untersucht werden, was insbesondere dann notwendig ist, wenn die Mouches volantes plötzlich von grossflächigen dunklen Wolken („Russregen") und Blitzen begleitet werden.

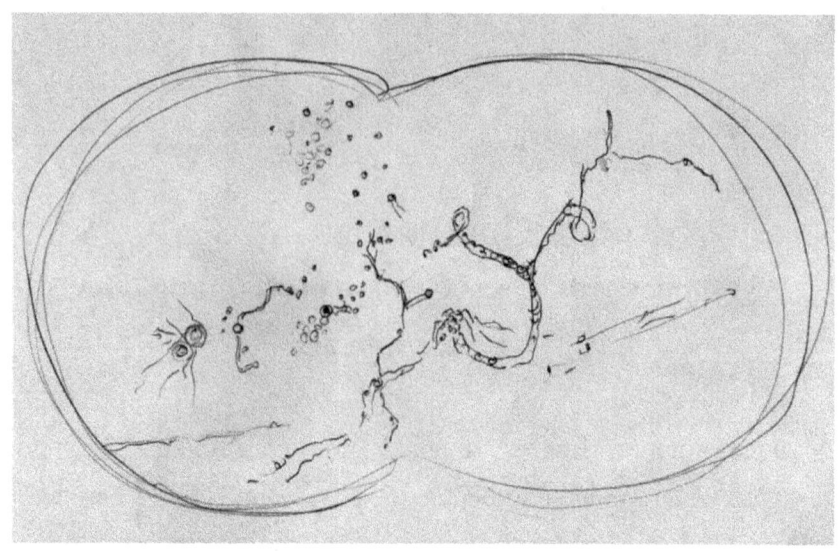

Typische Mouches volantes im Blickfeld. Quelle: Floco Tausin.

Viele Menschen können Mouches volantes sehen, wenn sie sich achten. Für die meisten sind sie lediglich eine Kuriosität, die nicht weiter stört. Es gibt aber auch Menschen, die sich durch die Punkte und Fäden in ihrer Sicht derart beeinträchtigt fühlen, dass sie chirurgische Massnahmen erwägen. Bei der Vitrektomie beispielsweise werden Teile des Glaskörpers entfernt. In der Laser-Vitreolyse hingegen wird versucht, einzelne Fäden durch kurze Laserpulse aufzulösen. Solche Behandlungen sind allerdings riskant und werden von den meisten Ärzten zur Entfernung der harmlosen Mouches volantes nicht empfohlen.

Mouches volantes als Glaskörpertrübung – trifft dies wirklich in jedem Fall zu? Mitte der 1990er Jahre begegnete ich im Schweizer Emmental einem zurückgezogen lebenden Mann namens Nestor, der einen einzigartigen und provozierenden Anspruch hat: Er sehe seit Jahren dieselbe Konstellation von riesigen leuchtenden Kugeln und Fäden, welche sich in seinem Blickfeld gebildet haben. Diese Kugeln und Fäden würden am Beginn einer durch unser Bewusstsein gebildeten feinstofflichen Struktur stehen, die wiederum unsere materielle Welt hervorbringen würde. Nestor, der sich als „Seher" versteht, führt seine subjektive visuelle Wahrnehmung auf seine jahrelangen Bemühungen um Bewusstseinsentwicklung zurück, welche eine entsprechende Lebensweise sowie Praktiken für die temporäre wie permanente Steigerung der Bewusstseinsintensität umfassen. Durch diese körperlichen und konzentrativen Praktiken hätten sich jene Kugeln und Fäden, die zunächst klein, weit weg und sehr beweglich gewesen seien, nun vergrössert, seien näher gekommen, hätten zu leuchten angefangen, und er könne sie nun mit seinem Blick festhalten. Dort, im Zentrum des Sehens, gäbe es eine letzte Kugel, die „Quelle", in die wir Menschen beim Einschlafen und Sterben eingehen würden. Nestor ist davon überzeugt, dass wenn wir Menschen uns schon zu Lebzeiten so weit als möglich dieser letzten Kugel annähern, wir die Möglichkeit haben, mit vollem Bewusstsein in sie einzugehen – und damit den Tod zu überwinden.

Der Punkt ist: Nestor hat die Mouches volantes als erste Erscheinung dessen identifiziert, was er „Leuchtstruktur" oder auch „Leuchtkugeln" und „Leuchtfäden" nennt und als Bewusstseinslicht versteht. Wenn er damit Recht hat, würde dies eine völlig falsche Einschätzung der Mouches volantes durch die heutige Augenheilkunde bedeuten. Wie kann das sein? Tatsache ist, dass

Augenärztinnen und Augenärzte die Mouches volantes in den Augen ihrer Patienten nicht immer erkennen können. Dies trifft nicht nur für den Blick ins Auge mittels Spaltlampe zu, sondern auch für aufwändigere Methoden wie die Ultraschalluntersuchung oder die Optische Kohärenztomographie (OCT). Warum können nicht alle Mouches volantes objektiv festgestellt werden? Von ärztlicher Seite hört man zuweilen, dass manche Trübungen zu klein oder zu nahe an der Netzhaut sind, um sie festzustellen. Demnach sind die verfügbaren Methoden und Geräte einfach noch nicht leistungsfähig genug. Es gibt aber auch die Möglichkeit, dass unter dem Begriff „Mouches volantes" verschiedene Arten von subjektiven visuellen Erscheinungen zusammengefasst werden, und dass eine davon gar keine Glaskörpertrübung ist. Auch wenn tatsächliche Glaskörpertrübungen und die ersten Erscheinungen der Leuchtstruktur auf den ersten Blick ähnlich aussehen, gibt es bei genauerer Betrachtung klare Unterschiede: Erstere werden eher als Schatten, Schlieren oder Flecken beschrieben, als etwas Dunkles und Unscharfes also. Letztere hingegen sind vereinzelte transparente oder leuchtende Punkte und Fäden mit klaren Konturen. Die Punkte enthalten einen Kern, die Fäden sind gefüllt mit solchen Punkten. Erstere können objektiv festgestellt und behandelt werden, Letztere nicht – weil es sich eben nicht um Glaskörpertrübungen handelt.

Aber worum handelt es sich dann? In diesem Buch schlage ich vor, die Leuchtkugeln und Leuchtfäden als eine Erscheinung spezieller Zustände des Sehnervensystems zu begreifen, ähnlich der entoptischen Erscheinungen der Phosphene oder der sog.

Formkonstanten. Ich vermute dabei, dass Mouches volantes das Resultat einer frühen Bewusstwerdung der neuronalen Signale in der Sehbahn sind – die Bewusstwerdung auf einer Verarbeitungsstufe, auf der die Mouches volantes-ähnlichen Eigenschaften der rezeptiven Feldern von retinalen und kortikalen Nervenzellen sichtbar werden. Werden die Leuchtstruktur Mouches volantes als ein Ausdruck des Nervensystems verstanden, erscheint Nestors Behauptung nicht mehr abwegig, dass die Entwicklung von kleinen beweglichen transparenten Punkten und Fäden, den Mouches volantes, hin zur grossen stabilen Leuchtkugeln und Leuchtfäden eine Frage des Bewusstseins und seiner Entwicklung sei. Auf der Grundlage dieser These könnten in der Augenheilkunde neue Ansätze für den Umgang mit störenden Leuchtstruktur Mouches volantes entwickelt werden. Solche Ansätze würden nicht darauf abzielen, eine Trübung im Auge zu beseitigen. Sondern es ginge darum, die Mouches volantes durch eine gesundheits- und bewusstseinsfördernde Lebensweise aufzuhellen und als bedeutungsvolle individuelle Erscheinung in das Leben der Patientin oder des Patienten zu integrieren.

Dieses Buch ist eine überarbeitete Fassung dieser These, die wie folgt veröffentlicht wurde:

Tausin, Floco (2008): „Mouches volantes – Glaskörpertrübung oder Nervensystem? Fliegende Mücken als wahrnehmbarer Aspekt des visuellen Nervensystems. Teil 1: Die Grenzen der ophthalmologischen Erklärung der Mouches volantes", Quelle: Link[1].

Tausin, Floco (2009): „Mouches volantes – Glaskörpertrübung oder Nervensystem? Fliegende Mücken als wahrnehmbarer Aspekt des visuellen

Nervensystems. Teil 2: Mouches volantes als rezeptive Felder von Neuronen des visuellen Nervensystems". Quelle: Link[2].

Tausin, Floco (2009): „Mouches volantes – Glaskörpertrübung oder Nervensystem? Fliegende Mücken als wahrnehmbarer Aspekt des visuellen Nervensystems. Teil 3: Von Zustandsveränderungen und ‚Quantensprüngen' – weitere Beobachtungen von Mouches volantes und ihre Entsprechungen in den rezeptiven Feldern". Quelle: Link[3].

Tausin, Floco (2009): „Mouches volantes – Glaskörpertrübung oder Nervensystem? Fliegende Mücken als wahrnehmbarer Aspekt des visuellen Nervensystems. Teil 4: Weitergehende Überlegungen und Einwände". Quelle: Link[4].

1
Die Grenzen der ophthalmologischen Erklärung der Mouches volantes

In der Augenheilkunde ist „Mouches volantes" (MV) ein Sammelbegriff für Glaskörpertrübungen, die auf unterschiedliche Ursachen zurückgeführt werden. Manchmal können pathologische Zustände wie Blutungen und Entzündungen des Auges MV verursachen. Meistens jedoch gilt die Erscheinung als normale altersbedingte Trübung des Glaskörpers infolge der Verflüssigung (Synchisis) und der oft damit verbundenen Kollabierung der Kollagen-Hyaluron-Struktur des Glaskörpers (Syneresis), sowie seiner Abhebung von der Netzhaut. Im Folgenden soll hier ausschliesslich von diesen in der Medizin als harmlos bezeichneten MV – die „Leuchtstruktur MV" (Tausin 2012, 2010) – die Rede sein, die bei Tageslicht im Blickfeld als bewegliche, transparente vereinzelte Punkte und Fäden wahrnehmbar sind.

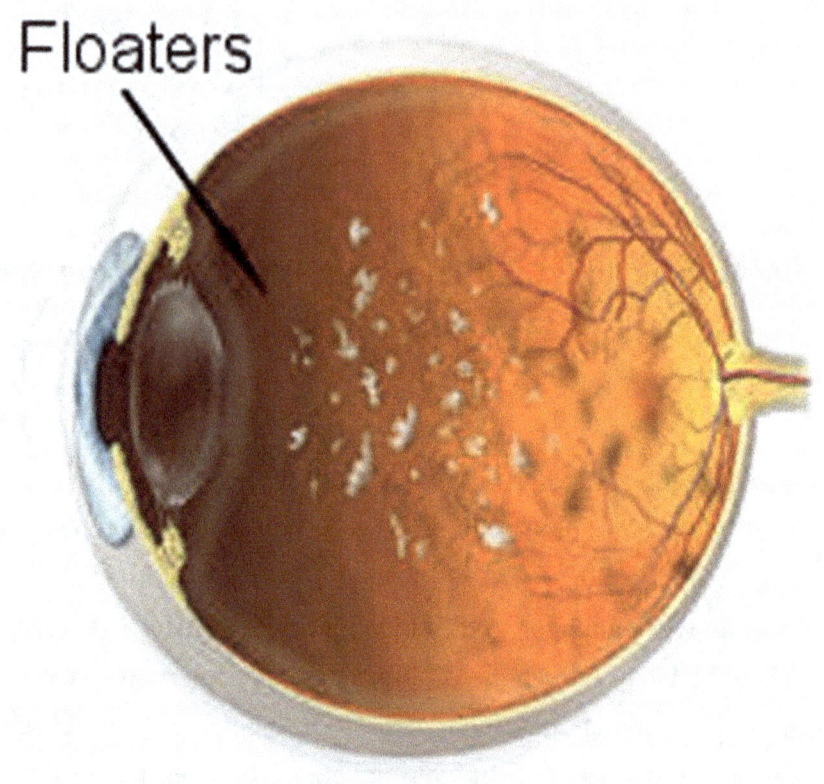

Mouches volantes als Glaskörpertrübungen. Quelle: Link[5].

Die heutige Erklärung der MV als Glaskörpertrübungen ist der jüngste Spross einer Serie von Vorstellungen, die sich Mediziner und Augenheilkundler – nachweisbar seit den Zeiten des Hippokrates – über die beweglichen Punkte und Fäden gemacht haben. Diese Vorstellungen variierten im Laufe der Jahrhunderte, sowohl was die Ursachen als auch die Lokalität der MV betrifft. Eines aber haben alle diese Deutungen gemeinsam: Sie betrachten die fliegenden Mücken als visuellen Ausdruck einer „Störung", die irgendwo zwischen Hornhaut und Netzhaut zu suchen ist.

Diese generelle Wahrnehmung der MV als „Störung" oder heute eben „Glaskörpertrübung" beruht meiner Ansicht nach auf einer oberflächlichen Beobachtung des Phänomens und trifft nicht zu. Ich vertrete den Standpunkt, dass MV ein Ausdruck eines polaren Ordnungsprinzips sind, das sowohl eine kulturelle wie eine spirituelle Bedeutung hat, das sich aber auch in den Eigenschaften des visuellen Nervensystems finden lässt. Um diese Behauptung zu erläutern werde ich zunächst die Probleme der heutigen medizinischen Ansicht aufgreifen (Kapitel 1), dann auf strukturelle Gemeinsamkeiten von MV und den Charakteristiken des visuellen Nervensystems aufmerksam machen (Kapitel 2) und schliesslich weitere Gedanken und Einwände dazu formulieren und diskutieren (Kapitel 3). Ich werde argumentieren, dass MV ein Ausdruck der antagonistischen Funktion von neuronalen rezeptiven Feldern sind. Die Logik in dieser Argumentation stammt aus meinem subjektiven Ansatz: Ich gehe vom beobachteten Phänomen aus und suche nach strukturellen Ähnlichkeiten in der Physiologie des Sehens. Innerhalb der Wissenschaften entspricht dieses Vorgehen etwa dem heute wieder aktuellen psychophysischen Isomorphie-Prinzip der Gestaltpsychologie (Wolfgang Köhler, 1929). Dieses besagt, dass die in der Wahrnehmungserfahrung – und m.E. auch in geistigen bzw. Bewusstseinsregungen – gegebene phänomenale Ordnung das Ergebnis von dynamischen Ordnungsprozessen im Hirn sei. Wenn wir z.B. auf eine rote Blume blicken, die sich von der grünen Wiese abhebt, dann müsste es auch in unserem Sehrindenbereich ein sich ebenso abhebendes Potentialgefälle geben, das dieser Wahrnehmung entspricht. Obwohl dieses Erkenntnisverfahren innerhalb der exakten Wissenschaften sehr kontrovers ist (empirisch kaum überprüfbar, ungenau etc.), glaube ich, dass seine Anwendung zumindest Anregungen und neue Perspektiven für die Frage nach der Natur der MV geben kann. Ich argumentiere also, dass es einen Isomorphismus bzw. eine Gestaltgleichheit zwischen den MV und neurologischen Strukturen gibt – und dass MV hier als Bindeglied zwischen Physiologie, Neurologie, Psychologie, Parapsychologie, Philosophie, Religion und Spiritualität wirken.

Schliesslich ist eine weitere Vorbemerkung zu machen: Das Wissen über das visuelle System, auf das ich in Kapitel 2 zurückgreife, wurde zu einem grossen Teil aus Tierversuchen gewonnen. Für mich ist es ethisch nicht vertretbar, dass ein Teil unserer Kultur und unseres Wissens auf der systematischen Nutzung von Tieren basiert, die einzig zu diesem Zweck gezüchtet werden, Qualen erleiden und letztlich ihr Leben lassen. Wer mit dem so gewonnenen Wissen arbeitet, ist aufgerufen, dessen Herkunft und die dahinter liegende Weltanschauung zu reflektieren und zu hinterfragen. Ein vordergründiges Ziel im Umgang mit diesem Wissen sollte es sein, unsere Bewusstseine dahingehend zu schärfen, damit wir zunehmend und schliesslich ganz auf Produkte verzichten können, die erst durch Tierversuche ermöglicht werden. Genau dies soll hier geschehen: Meine Absicht ist es, mit Hilfe des Wissen über die Netzhaut und das visuelle Nervensystem eine Brücke zwischen Geistes- und Naturwissenschaft zu schlagen, die neurologische und damit geistige Bedeutung der MV aufzuzeigen, zur eigenen Beobachtung zu ermutigen und dadurch einen Beitrag zur allgemeinen Bewusstseinsentwicklung zu leisten – die hoffentlich früher als später die Ausbeutung von Tieren stoppt.

Die Grenzen der ophthalmologischen Erklärung der Mouches volantes

Auf den ersten Blick bietet das materialistisch-mechanische Modell, auf dem die offizielle westliche Medizin seit mehreren Jahrhunderten beruht, eine einleuchtende Erklärungsgrundlage für die MV: Die Punkte und Fäden sind physische Objekte, die sich im Glaskörper bewegen, und zwar in Abhängigkeit von Bewegungsimpulsen des Auges, Glaskörperkonsistenz, Gravitation sowie Strömungsgesetzen der Hydro- und Thermodynamik. Dieses Erklärungsmodell stösst aber dort an seine Grenzen, wo es mit weitergehenden Beobachtungen und Überlegungen konfrontiert wird. Folgende Fragen können mit dem augenheilkundlichen Standardmodell nicht erklärt werden:

Woher stammt die morphologische Regelmässigkeit in den Mouches volantes?

Die Beobachtung der MV enthüllt, dass wir es mit Punkten und Fäden zu tun haben. Die Fäden sind ausgefüllt mit aneinandergereihten Punkten, die deutlicher oder weniger deutlich sichtbar sind. Die Punkte sind kreisrund und konzentrisch, verfügen über einen Kern und einen Umkreis. Dabei gibt es zwei Arten von Punkten: Solche mit hellem Umkreis und dunklem Kern, und solche mit dunklem Umkreis und hellem Kern. Es ist schwer vorstellbar, dass zufällig verklumpte Glaskörperfibrillen so genaue und repetierbare morphologische Eigenschaften aufweisen.

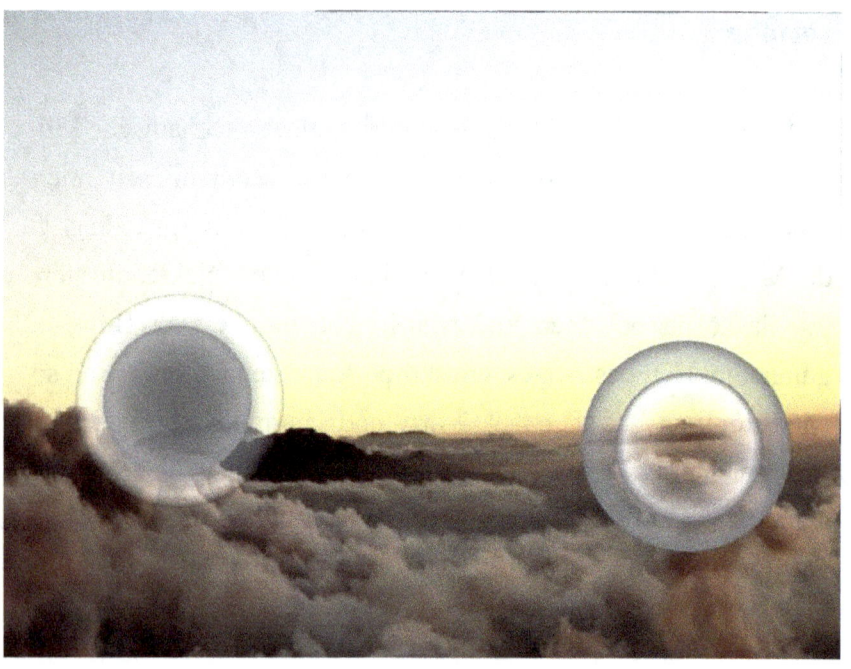

Die zwei gegensätzlichen Arten von MV-Kugeln. Quelle: Floco Tausin.

Warum gibt es verschiedene Zustände der Mouches volantes?

Beide Arten der MV-Kugeln sowie die Fäden weisen bei genauer Beobachtung verschiedene Zustände auf: Ein und dieselbe Kugel kann gross und diffus, oder aber klein und scharf erscheinen. Der Übergang von einem Zustand in den anderen ist fliessend und kann mehr oder weniger schnell erfolgen. Ich unterscheide hier einen Anfangszustand bzw. entspannten Zustand und einen Endzustand bzw. konzentrierten Zustand. Generell scheint es, als ob die meisten MV zunächst entspannt, d.h. grösser, näher und transparenter, erscheinen, mit zunehmender Zeit der Beobachtung aber in einen konzentrierten Zustand übergehen. Der konzentrierte Zustand der Kugeln und Fäden kann nach Beendigung der Konzentration – dazu kann bereits ein Blick woanders hin genügen – wieder in einen entspannten Anfangszustand wechseln.

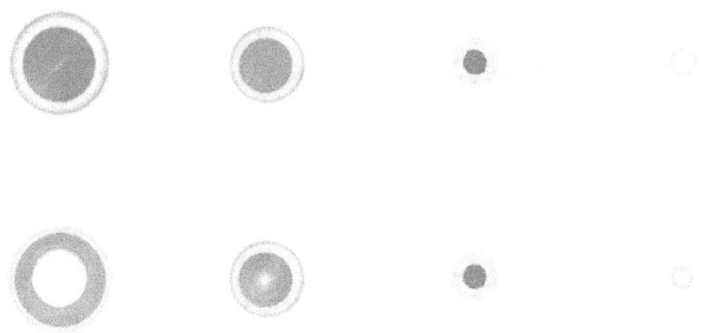

Die zwei Arten von MV-Kugeln im Übergang von einem entspannten (links) in einen konzentrierten (rechts) Zustand. Quelle: Floco Tausin.

Warum beginnen Mouches volantes nach einiger Zeit der Konzentration und Bewegung aufzuleuchten?

Interessant ist, dass MV im konzentrierten Zustand auch an Leuchtkraft zunehmen. Eine energetische Erklärung dafür wäre, dass dieselbe Menge Licht oder Energie auf kleinerem Raum verdichtet wird. Dieser Effekt kann zwar durch „äussere" Faktoren beeinflusst werden: So begünstigen hellere Lichtverhältnisse sowie die grössere Nähe des Konzentrationspunktes diesen Leuchteffekt – z.B. wenn MV auf einer Fläche in der Nähe der Nasenspitze betrachtet werden. Auch das Betrachten der Punkte durch die Wimpern oder durch ein Nadelloch in einem Blatt Papier lässt die MV umgehend konzentriert erscheinen. Gleichzeitig scheint aber auch die Konzentrationsfähigkeit bestimmend zu sein, denn der leuchtende konzentrierte Zustand der Punkte und Fäden kann ohne jedes Hilfsmittel rein durch die Beobachtung über längere Zeit hergestellt und durch Ablenkung auch sehr schnell wieder aufgehoben werden.

In einer Umfrage hat eine Leserin, die diese Beobachtung selbst machen konnte, diese Frage an mehrere Augenärztinnen und Augenärzte gestellt, siehe: News «Ganzheitlich Sehen» vom August 2005 (vgl. Link [7]). Das Resultat bestätigt den Eindruck: Mit dem gegenwärtigen Modell können solche Zustands- und Intensitätsveränderungen der MV im Rahmen der traditionellen Augenheilkunde nicht erklärt werden. Mehr als die Hälfte der Befragten, die auf die Anfrage antworteten, ging gar nicht erst auf diesen Sachverhalt ein. Einige wenige nannten die Streuung und Reflexion von Licht, doch dies allein kann das relativ fixe Muster der zeitverzögerten Konzentrierung nicht erklären. Wenn Stellung dazu genommen wurde, dann griffen die Befragten gerne auf psychologische Erklärungen zurück: Praktiken wie Konzentration, Meditation oder Autosuggestion könnten zu veränderten Bewusstseinszuständen führen, wo dann aber allerlei optische Illusionen möglich seien.

Warum bewegen sich Mouches volantes so schnell im Glaskörper, wenn dieser ein dickflüssiges Gelee ist?

MV, v.a. die näheren und grösseren Punkte und Fäden, können durch Augenbewegungen sehr leicht beeinflusst werden und gleiten dann mit einer relativ grossen Geschwindigkeit über das Gesichtsfeld. Dies ist umso erstaunlicher, wenn wir wissen, dass der Glaskörper eine zähflüssige gallertartige Masse ist – wie können sich da irgendwelche Partikel so schnell und mühelos fortbewegen? Die klassische Antwort ist hier, dass sich der Glaskörper im Laufe der Zeit verflüssigt und MV daher sehr beweglich werden. Dies führt gleich zur nächsten Frage:

Warum haben Mouches volantes die Tendenz, nach unten zu sinken?

Wer MV beobachtet, kann feststellen, dass v.a. die grösseren Punkte und Fäden in der Nähe immer wieder nach unten absinken.

Zwar lassen sie sich durch Augenbewegungen in alle möglichen Richtungen lenken. Doch sobald wir die Augen still halten und die MV aus dem Blickwinkel beobachten, können wir erkennen, dass sie absinken – mal schneller, mal gemächlicher. Hier hört man von ärztlicher Seite oft das durchaus intuitive Argument, dass dieses Absinken mit dem Wirken der Schwerkraft zu erklären sei. Nun wissen wir aber, dass die ins Auge einfallenden Lichtstrahlen sich in der Linse kreuzen und das Bild oben-unten- sowie seitenverkehrt auf die Netzhaut projizieren:

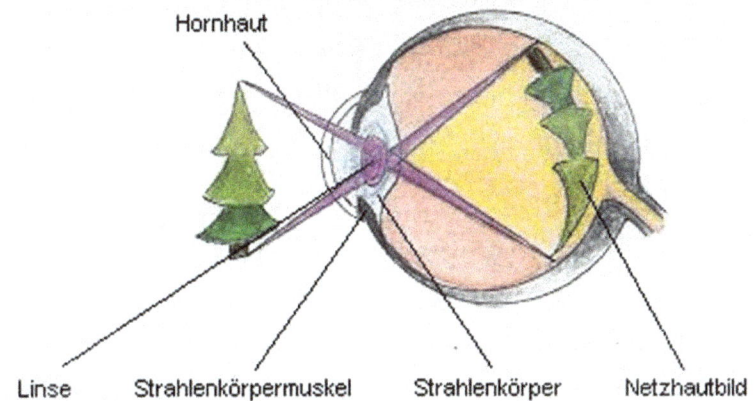

Je dichter sich ein Objekt vor der Linse befindet, desto mehr muß sie sich krümmen. D.h. ihr Querschnitt wird größer, das einfallende Licht wird stärker gebrochen.

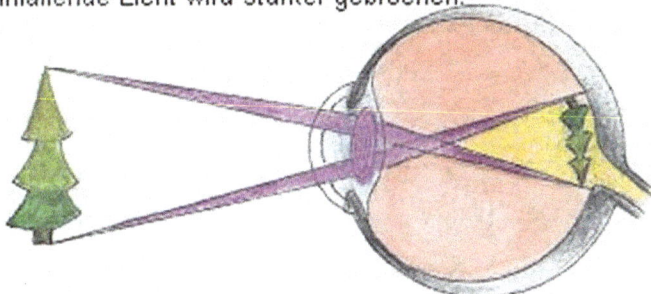

Die umgekehrte Abbildung äusserer Objekte auf der Netzhaut. Quelle: ContMedia: Lexikon 2006 – Physik, Kaarst: TOPOS 2006.

Wenn ich in meinem Glaskörper nun Schatten werfende Trübungen nahe an der Netzhaut habe – und da ich sie sehr scharf sehen kann, müssen sie nach optischen Gesetzen sehr nahe an der Netzhaut sein; und wenn diese Trübungen durch die Schwerkraft nach unten gezogen werden, so dass die Schatten auf der Netzhaut gemäss dem obigen Bild in Richtung Tannenspitze wandern – dann müsste ich in meinem Blickfeld sehen, wie die MV nach oben fliessen. Da ich aber eine Abwärtsbewegung und keine

Aufwärtsbewegung beobachte, muss ich annehmen, dass MV im Glaskörper die ganze Zeit nach oben schwimmen. Dann müssten für diese Bewegung andere physikalische Kräfte im Glaskörper verantwortlich sein als die Schwerkraft.

Ich habe Dutzende Augenärztinnen und Augenärzte danach befragt, und die Antwort fiel alles andere als eindeutig aus: Für die einen erübrigt sich die Frage des Absinkens insofern, als sie betonen, dass MV sich in alle möglichen Richtungen bewegen. Andere argumentierten, dass MV, die man absinken sieht, im Glaskörper gemäss der Schwerkraft tatsächlich absinken. Die Argumente hierzu zielen allerdings am Kern der Sache vorbei, da sie entweder die MV oder das dargestellte Netzhautbild isoliert betrachten: So erklären sie entweder, dass sich die Lichtstrahlen im Auge nicht kreuzen würden und die MV daher nicht umgekehrt auf der Netzhaut abgebildet werden. Oder sie sagen, dass das Hirn die oben-unten-verkehrten Bilder wieder richtig stellen würde. Diese Aussagen sind für sich genommen richtig, doch wenn wir den MV-Schatten im Verhältnis zum Rest des Netzhautbildes in Beziehung setzen, dann ist die Frage nach wie vor nicht gelöst. Eine weitere Gruppe schliesslich ist der Ansicht, wenn MV subjektiv absinken, müssten sie im Glaskörper tatsächlich aufsteigen. Als Grund für das objektive Aufsteigen wird die Dichte bzw. die Thermodynamik angegeben: MV werden durch die fluide Strömung nach oben transportiert (Konvektion). Physikalisch entstehen solche Strömungen beispielsweise dann, wenn eine Wärmequelle Temperaturunterschiede und somit unterschiedliche Dichten der Flüssigkeit erzeugt. Doch ob die natürliche Wärmeeinwirkung wirklich ausreicht, um nennenswerte Strömungen im Glaskörper zu erzeugen, ist eher fraglich. Für den Transport von Medizinalstoffen durch den Glaskörper jedenfalls bräuchte es nach neueren Studien eine durch künstliche Wärmequellen erzeugte Konvektion (Narasimhan u.a. 2015, 2013). Ausserdem wäre zu erwarten, dass die transportierten MV nicht nur aufsteigen, sondern aufgrund der Abkühlung der Flüssigkeit im oberen Glaskörper wieder absinken. Auf die subjektive Beobachtung bezogen müssten wir also sehen, dass die abgesunkenen MV auch ohne Augenbewegung wieder aufsteigen und erneut absinken. Gemäss meiner Beobachtung passiert dies jedoch nur mit einem kräftigen Blick nach oben.

Warum sehen wir stets dieselben Mouches volantes, wenn diese in wässrigen Stellen des Glaskörpers schwimmen?

Wer seine MV beobachtet, wird bald feststellen, dass es sich stets um dieselben Punkte und Fäden handelt, die sich teils über Jahre hinweg kaum verändern. Durch heftige Augenbewegungen lassen sich die relative Positionen der Punkte und Fäden zueinander zwar verändern, aber nur vorübergehend – die fliegenden Mücken nehmen ihre Ausgangsposition bald wieder ein. Diese Beobachtung widerspricht der Vorstellung, dass MV einzelne Trübungen sind, die in den wässrigen Stellen des Glaskörpers umherschwimmen – solche würden mit jeder Augenbewegung umhergewirbelt und dabei immer wieder neue Positionen einnehmen. Der ärztliche Einwand lautet, dass MV sich nicht ganz frei im

Glaskörper bewegen, sondern teilweise am noch bestehenden Glaskörpergerüst angemacht sind. Diese Erklärung ist zumindest fragwürdig, da die visuellen Hinweise darauf eher schwach sind: Für die Fäden, deren Enden in der Undeutlichkeit verschwinden, könnte ich mir dies noch vorstellen, nicht aber für die einzelnen Punkte, die ebenfalls in stets denselben Konstellationen erscheinen.

Alternative Herangehensweise – die subjektive Basis

Bis hier wurde klar, dass die ophthalmologische Interpretation der MV, die auf der materialistisch-mechanischen Philosophie basiert, bei weitergehenden Beobachtungen und Überlegungen keine Antworten oder nur ad-hoc-Thesen liefern kann, und dass sie zudem logische Ungereimtheiten in sich birgt. Zwar sind Erklärungsnotstände und Ungereimtheiten nicht per se ein Grund, Erklärungsmodelle gleich zu verwerfen – mit einem Auto lässt sich auch dann noch fahren, wenn es rostet, das Licht flackert und das Radio keinen Empfang hat. Aber es ist vernünftig, über Alternativen nachzudenken. Für mich jedenfalls zeigt sich, dass die Frage nach der Natur der MV auch nach 2000 Jahren noch nicht gelöst ist. Und ich bin der Ansicht, dass weitere Überlegungen und eine neue Methodik neue unkonventionelle Impulse geben können.

Meiner Meinung nach hat die Entwicklung von Hypothesen über die MV seit der frühen Neuzeit stagniert, weil die Bedeutung des

Subjekts zunehmend vom Erkenntnisprozess ausgeschlossen wurde. Es ist an der Zeit, den Platz des subjektiven Beobachters wieder zu berücksichtigen. Dies nicht nur, weil wir in den Geistes- und z.T. auch Naturwissenschaften seit einigen Jahrzehnten zur Einsicht gelangt sind, dass das Subjekt die Forschungsresultate beeinflusst und daher bewusst reflektiert werden muss. Sondern auch deswegen, weil MV in erster Linie – und vielleicht sogar ausschliesslich – ein subjektives Phänomen sind. Dagegen, dass MV intersubjektiv festgestellt werden könnten, spricht die übliche grosse Diskrepanz zwischen dem objektiven ärztlichen Befund und der subjektiven Wahrnehmung.

Gehen wir also bewusst von dem aus, was wir wahrnehmen können – im Wissen, dass unsere Wahrnehmung nicht nur durch Sinnesdaten, sondern auch durch unser Bewusstsein, durch psychische Dispositionen, durch Motivationen, durch das kulturelle und soziale Umfeld etc. geprägt sind. Auch bei den MV sollten wir damit rechnen, dass die Art, wie wir diese Erscheinung wahrnehmen, zumindest teilweise durch bestimmte Zustände unseres Bewusstseins bedingt ist. Es entspricht beispielsweise meiner Erfahrung, dass MV sich in unterschiedlichen Bewusstseinszuständen auch unterschiedlich bewegen und in Grösse und Intensität variieren. Die Rede von Subjektivität und Bewusstsein soll hier aber nicht in einen bodenlosen Idealismus münden. Ich bin der Überzeugung, dass jede geistige Regung einen materiellen Ausdruck hat. In der heutigen Psychologie und Physiologie gilt das Nervensystem als materielle Basis für die Erzeugung von Wahrnehmung und Bewusstsein. Deshalb frage ich im Folgenden nach möglichen Verbindungen zwischen den MV und dem visuellen Nervensystem.

2
Mouches volantes als rezeptive Felder von Neuronen des visuellen Nervensystems

Zweifel an der heutigen medizinischen Deutung der Mouches volantes (MV) sowie eine Herangehensweise, die bewusst vom beobachtenden Subjekt ausgeht, geben anderen möglichen Erklärungen und Vorstellungen über MV Raum. Zum Beispiel jener Vorstellung, dass MV ein direkt wahrnehmbarer Aspekt des visuellen Nervensystems sind. Eine solche Behauptung kann genauso wenig direkt bewiesen werden, wie die mechanisch-augenheilkundliche Interpretation (siehe Kapitel 1). Aber auch hier gibt es Hinweise und Argumente, die sie zumindest plausibel erscheinen lassen.

Die sinnvolle Ordnung der Mouches volantes

Wie in Kapitel 1 festgestellt, wurden MV in der europäischen Medizingeschichte durchwegs als „Störung", Degenerationserscheinung oder sogar als Symptom einer Krankheit begriffen. Diese Interpretation scheint ihre Ursache darin zu haben, dass keine Ordnung in den MV festgestellt werden kann. Demnach entstehen MV dann, wenn ursprünglich gut funktionierende und strukturierte Bestandteile des Sehsystems sich plötzlich chaotisch entwickeln bzw. degenerieren. Im allgemeinen menschlichen Verständnis aber kann etwas, das jede Ordnung und Struktur vermissen lässt, kaum ein sinnvoller und bedeutsamer Teil eines Systems sein.

Aber trifft diese Chaosthese wirklich auf die MV zu? Oder anders gefragt: Erscheint uns nicht nur das chaotisch, dessen Ordnung wir (noch) nicht durchschaut haben? Genaue subjektive Beobachtungen der MV enthüllen differenzierte strukturelle Elemente. Manche der MV mögen zunächst als Trübungen und diffuse Schlieren erscheinen, besonders jene, die sehr nahe, gross und unscharf sind. Wenn jedoch die Konzentration gelingt, werden MV schärfer und enthüllen klare Formen: Wie in Kapitel 1 beschrieben, handelt es sich um Kreise bzw. Kugeln, die entweder vereinzelt oder innerhalb einer länglichen Membran zu Fäden zusammengefasst erscheinen. Diese Kreise sind konzentrisch, sie haben also eine doppelte Membran, die sie zweiteilt: MV zeichnen sich durch einen Kern und einen Umkreis aus. Genauere Beobachtungen enthüllen hier zwei gegensätzliche Arten von MV-Kugeln: Die einen Kugeln weisen einen transparenten oder hellen Umkreis und einen dunklen Kern auf. Die anderen haben einen dunklen Umkreis und einen hellen oder transparenten Kern.

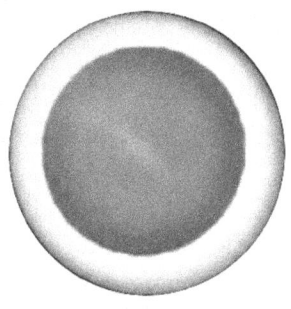 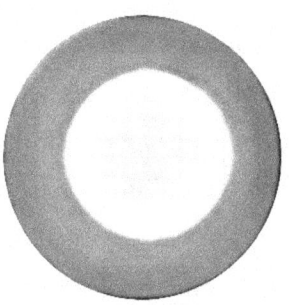

Die zwei gegensätzlichen Arten von MV-Kugeln. Quelle: Floco Tausin.

Gibt es im visuellen Nervensystem nun Entsprechungen dieser Eigenschaften der MV? Tatsächlich können wir im neuronalen Verarbeitungsprozess der visuellen Signale dieselben Strukturen finden.

Charakteristiken des neuronalen visuellen Systems

Beginnen wir mit der Netzhaut, diesem weniger als 0.5 mm dicken Häutchen an der hinteren Augenwand. Embryogenetisch und funktionell gesehen ist die Netzhaut ein Teil des Gehirns. Hier werden die Lichtimpulse aufgenommen, verarbeitet und als elektrische Signale an die Sehzentren im Hirn weitergeleitet. Die Netzhaut besteht aus mehreren Schichten von Zellen. Je nach Exaktheit der Beschreibung lassen sich bis zu 12 Schichten unterscheiden, meistens wird von 7-10 Schichten ausgegangen.

In diesen Schichten gibt es drei Arten von Zellen: Nervenzellen (Neuronen), Gliazellen (Stützgewebezellen) und Gefässzellen. Gliazellen und Gefässzellen sorgen für Stabilität, Blutzufuhr und für den Stoffwechselprozess in der Netzhaut. Interessanter für uns ist die Funktionsweise der Nervenzellen, von denen es verschiedene Arten gibt: Wenn Licht von aussen in das Auge gelangt, dann durchquert es erst einmal sämtliche Schichten der Netzhaut. Ganz hinten bzw. aussen treffen die Lichtquanten bzw. Photonen auf die erste Art von Neuronen, nämlich die Photorezeptoren. Es gibt zwei Arten von Photorezeptoren: die ca. 120 Mio. längeren Stäbchen, die rund 90% aller Photorezeptoren ausmachen und v.a. in der Nacht aktiv sind; und die ca. 6 Mio. zugespitzten kleineren Zapfen, die das Farbsehen ermöglichen. Die Lichtenergie aktiviert in diesen Zellen chemische Prozesse, die eine Änderung des elektrischen Potentials an den Membranen bewirkt. Dieses elektrische Potential wird entweder erhöht (Hyperpolarisation, erhöht das Ruhepotential) oder verringert (Depolarisation, erhöht das Aktionspotential). Diese Veränderung wird synaptisch weitergegeben und an den Signal empfangenden, fein verästelten Fortsätzen (Dendriten) der zweiten Art von Nervenzellen registriert, den Bipolarzellen. Die meisten Bipolarzellen erhalten ihre Informationen von den Zapfen, nur ca. 20% erhält sie von den Stäbchen. Sie geben ihre Information an den dritten Neuronentyp weiter, die Ganglienzellen. Im Durchschnitt nimmt jede Ganglienzelle die Informationen von ca. 100 Stäbchen oder von 4-6 Zapfen entgegen. Photorezeptoren, Bipolar- und Ganglienzellen werden durch zwei weitere Neuronen miteinander verbunden, nämlich durch die Amakrinzellen und durch die Horizontalzellen, die für den lateralen (seitlichen) Informationsaustausch unter den Neuronen sorgen und auf diese Weise den Wahrnehmungsvorgang koordinieren, modulieren und integrieren.

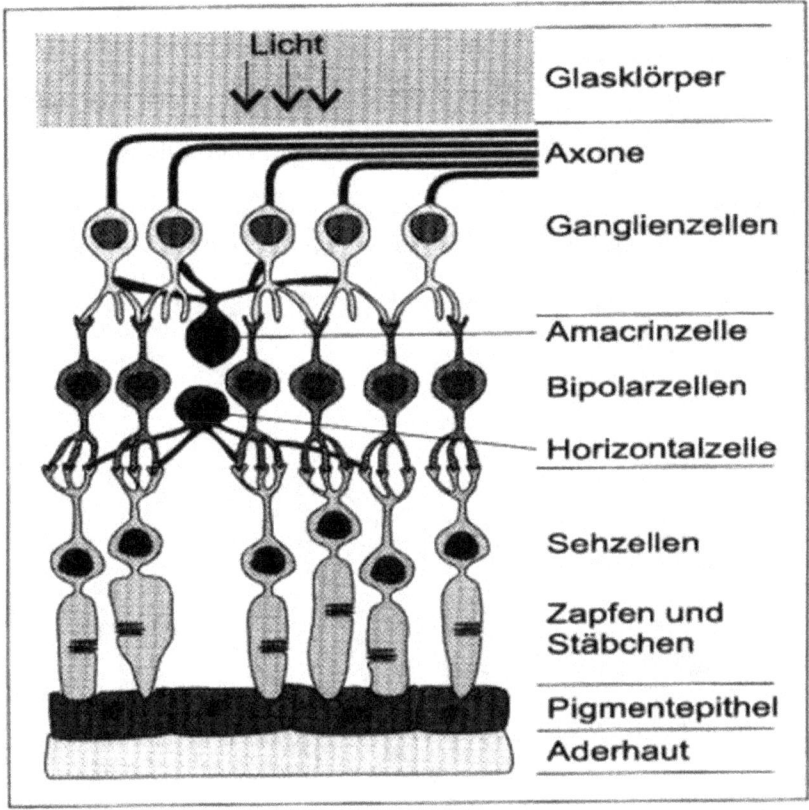

Vereinfachte schematische Darstellung der Beziehung der verschiedenen Nervenzellen in den Netzhautschichten. Quelle: Scherf 1997.

Während Photorezeptoren und Bipolarzellen ein graduell abgestuftes Membranpotential entwickeln und weiterleiten, werden diese vielfältig verrechneten Signale in den Ganglienzellen summiert. Wenn sie eine bestimmte Schwelle der Intensität überschreiten, lösen sie nach dem „Alles-oder-nichts-Prinzip" ein Aktionspotential aus. Mit anderen Worten: die Ganglienzellen feuern bei genügend „Zündstoff" durch ihre weiterleitenden Fortsätze (Axone) durch den Sehnerv bis in den Äusseren Kniehöcker (*Corpus geniculatum laterale*) im Hirn. Im Kniehöcker werden die visuellen Inputs an die vierte Art von Neuronen, die verschiedenen kortikalen Nervenzellen, übertragen, die sich in den visuellen Zentren des Gehirns finden lassen. Die Informationen werden über Nervenfaserbündel v.a. an den primären visuellen Kortex (V1) gesendet, dann auch an andere visuelle Zentren (V2, V3, V4 und V5).

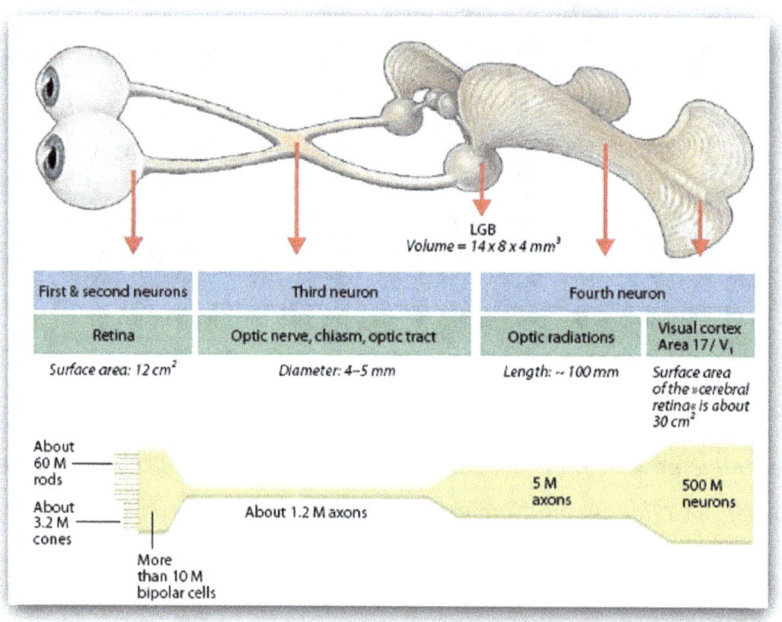

Schematische Darstellung der Sehbahn und ihren neuronalen Komponenten (LGB = lateral geniculate body = äusserer Kniehöcker). Quelle: Schiefer/Hart 2007.

Für eine neurologische Interpretation der MV ist nun interessant zu wissen, dass jedes Neuron nach den Photorezeptoren ein so genanntes „rezeptives Feld" hat. Damit ist ein definierter Bereich im Sehfeld gemeint, aus dem Nervenzellen Lichtsignale erhalten. Jedes Neuron antwortet also auf Stimuli, die von Stäbchen oder Zapfen stammen, die innerhalb dieses rezeptiven Feldes liegen. Das Besondere an diesen Feldern ist ihre Form und ihre antagonistisch-polare Organisation: Rezeptive Felder von Bipolar- und Ganglienzellen sind kreisrunde konzentrische Felder, die sich durch ein Zentrum und ein Umfeld auszeichnen. In Fachkreisen spricht man von einem *center-surround antagonistic receptive field* (CSARF). Das Zentrum entspricht dabei ungefähr dem dendritischen Radius der Nervenzelle.

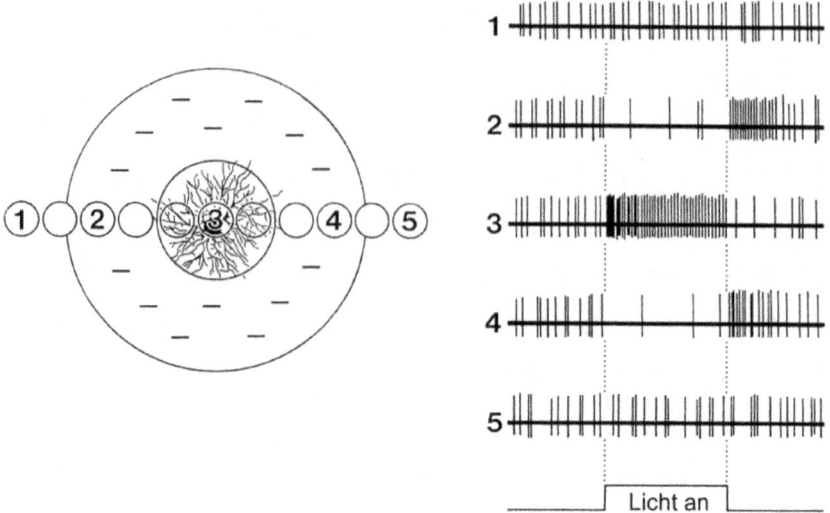

Dendritenbaum und konzentrisches rezeptives Feld einer ON-Zentrum-Ganglienzelle. In dem hier gezeigten Versuch wurde die Retina mit kreisförmigen Lichtreizen an unterschiedlichen Orten (linkes Bild, 1-5) und zu unterschiedlichen Zeitpunkten stimuliert. Die Lichtantwort der Ganglienzelle wurde mit einer Mikroelektrode gemessen. Die zu den jeweiligen stimulierten Orten der Retina gehörenden Entladungsraten werden rechts gezeigt (1-5). Das rezeptive Feld (grosser Kreis) dieser retinalen Ganglienzelle besteht aus einem erregendem Zentrum (kleiner Kreis) und einem hemmenden Umfeld (grosser Kreis mit Minuszeichen gefüllt). Lichtreize im Zentrum erhöhen die Entladungsrate, während Lichtreize im Umfeld die Entladungsrate verringern. Beispiele: Ein Lichtreiz an der Stelle 3 erhöht die Entladungsrate während des Einschaltens des Lichts und verringert die Entladungsrate während des Ausschaltens. Die Entladungsrate an den Stellen 2 und 4 wird erhöht, wenn das Licht eingeschaltet ist, und verringert, wenn das Licht ausgeschaltet ist. Lichtreize an den Stellen 1 und 5 rufen keine messbare Veränderung der Entladungsrate hervor. Quelle: Flores-Herr 2001.

Dabei gibt es zwei Arten von Neuronen, die sich funktional und auch morphologisch unterscheiden lassen: solche, die auf die Beleuchtung des Zentrums ihres rezeptiven Feldes reagieren (On-Zentrum) und solche, die auf die Beleuchtung ihres Umfeldes reagieren (On-Peripherie bzw. Off-Zentrum). Werden Photorezeptoren im Zentrum eines rezeptiven Feldes einer On-Zentrum-Bipolarzelle beleuchtet, lösen sie eine Erregung (Depolarisation) an der Zellmembran aus. Die Zelle gibt diese Information an die entsprechende On-Ganglienzelle weiter, bei der sich wiederum die Entladungsrate (Aktionspotentiale pro Zeiteinheit) erhöht. Wird dagegen das Umfeld der On-Bipolarzelle beleuchtet, wird die Zelle gehemmt (Hyperpolarisation), d.h. die Entladungsrate verringert sich. In der Off-Zentrum-Bipolarzelle verhält es sich genau umgekehrt: Die Beleuchtung des Zentrums bewirkt eine Hyperpolarisation der Zellmembran und hemmt die Entladung der Zelle. Durch die Beleuchtung des Umfelds hingegen wird sie depolarisiert, d.h. erregt. In der nachfolgenden Ganglienzelle wird die Entladungsrate im ersten Fall verringert, im zweiten erhöht. Sowohl Bipolar- wie Ganglienzellen enthalten ihre Inputs nicht nur von den Photorezeptoren (vertikaler Weg), sondern auch lateral von den Amakrin- und Horizontalzellen (horizontaler Weg). Diese vermitteln Signale im Umfeld eines rezeptiven Feldes, d.h. ausserhalb des dendritischen Baumes einer Nervenzelle. Auf diese Weise bewirken sie die jeweils gegenteilige Reaktion der Nervenzelle bei der peripheren Beleuchtung. Sie sind somit Bestandteil des Zentrum-Umgebungs-Antagonismus. Diese Art der Signalverarbeitung, die einen klar definierten Bereich erregt, die umgebenden Zellen aber hemmt, trägt zur Kontrastierung unseres

Sehens bei. Auf diese Weise wird scharfes Sehen und die klare Unterscheidung zwischen dunklen und hellen Feldern möglich.

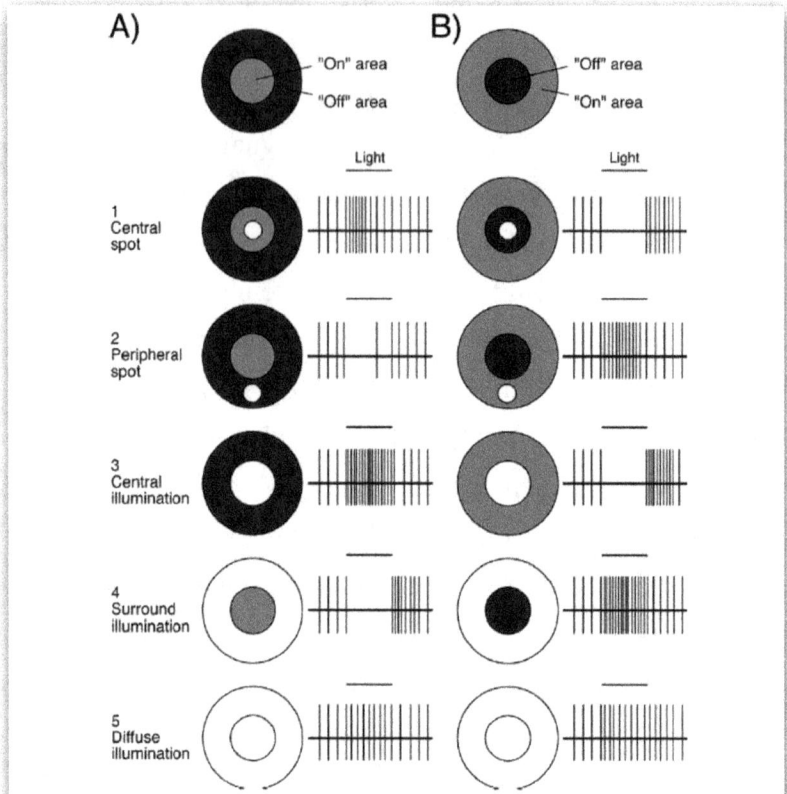

FIGURE 35.2 Retinal ganglion cells have circular receptive fields divided into a center and a surround. ON-center/OFF-surround cells are excited when illuminated in their center and inhibited when illuminated in their surround. OFF-center/ON-surround cells exhibit the opposite pattern. (A) ON-center cells respond maximally when (3) the center is illuminated and the surround is not and minimally in (4) the opposite illumination condition. Partial illumination of (1) center or (2) surround results in brief excitation and inhibition, respectively. Diffuse illumination (5) or darkness (not shown) results in a weak level of excitation because the center and surround tend to cancel each other's effects. (B) The activity of OFF-center cells is inhibited when (1, 3) their center is illuminated and excited when (2, 4) their surround is illuminated. As in the ON-center cells, opposing effects on center and surround caused by diffuse illumination (5) and darkness (not shown) produce weak levels of excitation. (Adapted from Kandel et al., 1995, p. 418).

Werden die rezeptiven Felder der On-Zentrum Ganglienzelle (links) und der Off-Zentrum-Ganglienzelle (rechts) entsprechend beleuchtet, erhöht oder verringert sich die Frequenz der Aktionspotentiale (senkrechte Linien). Quelle: Goebel 2004.

Was Ganglienzellen also an die kortikalen Sehzentren weiterleiten, sind nicht die Stimuli einzelner Photorezeptoren, sondern die Codes von rezeptiven Feldern. Es sind die räumlich summierten Erregungs- und Hemmungsprozesse, die in den rezeptiven Feldern ausgelöst werden.

Mouches volantes als sichtbarer Ausdruck von rezeptiven Feldern

Es ist interessant, dass das antagonistische Zentrum-Umgebungs-Prinzip der neuronalen Verarbeitung von visuellen Wahrnehmungen von Ewald Hering (1834-1918) in seiner Theorie der Gegenfarben (Opponententheorie) vorausgesagt worden ist. Hering war durch die Wahrnehmung der komplementärfarbenen Nachbilder inspiriert, als er annahm, dass die Farben immer in gegensätzlichen Prozessen (rot-grün, gelb-blau und schwarz-weiss) verarbeitet werden – die Beobachtung eines entoptischen Phänomens führte also zu einer treffenden Vorstellung über die neurophysiologische Organisation des Sehens.

Mehr noch als die negativen Nachbilder enthüllen MV dieses antagonistische neurale Prinzip: Wie die rezeptiven Felder sind MV kreisrunde konzentrische „Felder", die sich aus einem Zentrum und einer Umgebung bzw. Umkreis zusammensetzen. Zentrum und Umgebung sind durch ihre Färbung als Gegensätze erkennbar. Zudem gibt es auch bei den MV zwei Arten von Kugeln bzw. Feldern: solche, bei denen das Zentrum hell und die

Umgebung dunkel ist; und solche, deren Zentrum dunkel und die Umgebung hell ist. Im Folgenden soll ein Vorschlag gemacht werden, wie MV und rezeptive Felder genauer aufeinander bezogen werden könnten. Dabei darf nicht ausser Acht gelassen werden, dass jeweils mehrere Varianten vorstellbar sind, und dass die hier präsentierte Variante insofern eine Momentaufnahme ist, als sowohl das ophthalmologische Wissen über rezeptive Felder, als auch das seherische Wissen über MV in Zukunft neue Erkenntnisse liefern können.

Zunächst ist die Frage zu stellen, welcher Typ von rezeptivem Feld welche MV-Art repräsentiert. Da sich die Zustände der MV verändern und somit auch ihr Aussehen (siehe Kapitel 1), kann diese Frage nur für jeweils einen spezifischen Zustand beantwortet werden. Ich betrachte hier ausschliesslich den entspannten Zustand, d.h. den Anfangszustand der MV beim Sehen. Mein Vorschlag ist folgender: Eine On-Zentrum-Zelle, die nicht feuert – dies bedeutet volle Beleuchtung der Peripherie des rezeptiven Feldes –, entspricht einer entspannten MV-Kugel mit dunklem Umfeld und transparentem Kern. Denn die Hemmung der Zelle kommt über das Umfeld zustande, welches in der entsprechenden MV-Kugel visuell als dunkles Umfeld wahrgenommen wird.

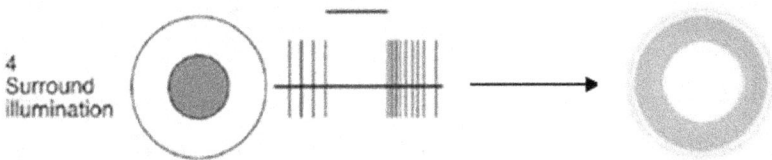

Das hemmende Umfeld der On-Zentrum-Nervenzelle wird visuell als dunkles MV-Umfeld übersetzt. Quelle: Goebel 2004, bearbeitet: Floco Tausin.

Entsprechend umgekehrt ist die Situation mit einer Off-Zentrum-Nervenzelle. Wird ihr Zentrum durch volle Beleuchtung gehemmt, so resultiert dies in der Wahrnehmung einer entspannten MV-Kugel, deren Kern dunkel, die Peripherie dagegen transparent ist.

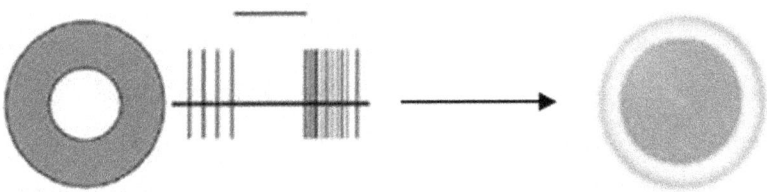

Der hemmende Kern der Off-Zentrum-Nervenzelle bestimmt den dunklen MV-Kern. Quelle: Goebel 2004, bearbeitet: Floco Tausin.

Wenn es also denkbar ist, dass die MV-Kugeln eine Entsprechung der neuronalen Tätigkeit des visuellen Nervensystems haben, dann stellt sich als nächstes die Frage nach den komplexeren

Gebilden, den Fäden. Wie kommen diese zustande? Haben wir es hier ebenfalls mit rezeptiven Feldern zu tun? Eine Antwort darauf könnte sein, dass nicht alle Neuronen im visuellen Nervensystem kreisrunde rezeptive Felder haben. Zunächst ist zu sagen, dass die Informationen der kreisrunden rezeptiven Felder von Ganglienzellen über den Sehnerv ins Gehirn weitergeleitet und dort in ihrer räumlichen Anordnung teils übernommen, teils modifiziert werden. Die Nervenzellen des Äusseren Kniehöckers haben rezeptive Felder mit ähnlichen Eigenschaften wie diejenigen der Netzhaut: konzentrische On-Zentrums- und Off-Zentrumsfelder. Die meisten Fasern des Äusseren Kniehöckers enden im Primären Visuellen Kortex (V1), der wie der Äussere Kniehöcker in verschiedene Schichten geteilt ist – heute geht man von 6 Hauptschichten aus. Insbesondere die Zellen der 4. Schicht (4C) erhalten die Informationen vom Äusseren Kniehöcker, und deren rezeptiven Felder weisen ebenfalls ähnliche Eigenschaften auf.

Andere kortikale Bereiche jedoch haben Neuronen mit andersartigen rezeptiven Feldeigenschaften. Ihre Felder sind keine konzentrischen Kreise, sondern Streifen mit verschiedenartiger räumlicher Ausrichtung. Diese Neuronen reagieren also sehr deutlich auf Lichtstimuli, die sich durch lineare Eigenschaften auszeichnen – Linien, Spalten, Streifen etc. Zudem sind sie auf bestimmte Winkel und Ausrichtungen dieser Linien getrimmt (*orientation selectivity*). Allerdings versteht man noch nicht genau, wie der Output der Neuronen im Kniehöcker, welche nach dem Prinzip der Zentrum-Umgebung organisiert sind, in die *orientation selectivity* der V1-Neuronen übersetzt wird. Eine heute breit akzeptierte und einleuchtende Hypothese ist, dass die länglichen rezeptiven Felder im Kortex durch die verschmelzenden bzw. überlappenden Inputs von Zellen des Äusseren Kniehöckers zustande kommen. Jene Zellen haben kreisrunde rezeptive Felder und enden im selben rezeptiven Feld einer entsprechenden V1-Nervenzelle.

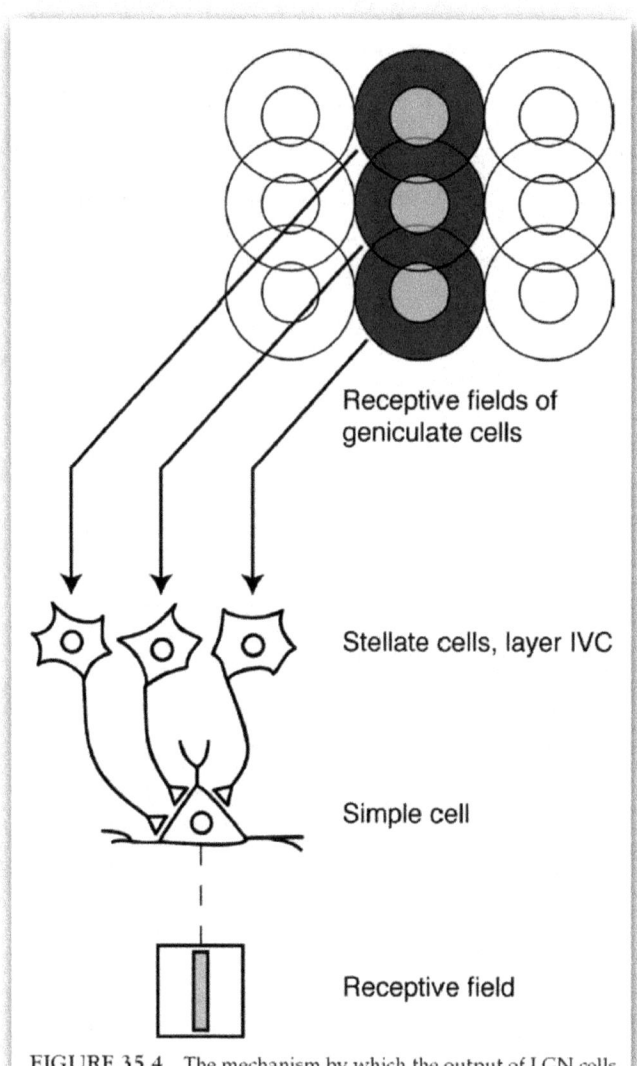

FIGURE 35.4 The mechanism by which the output of LGN cells with center-surround receptive fields is transformed into the elongated receptive fields of simple cortical cells is unknown. One hypothesis is that the simple cortical cell's receptive field is generated by the converging input of three or more ON-center LGN cells whose centers define its location and orientation. (Adapted from Kandel *et al.*, 1995, p. 435).

Von MV-Kugeln zu MV-Fäden? Die Umwandlung von kreisrunden rezeptiven Feldern in längliche rezeptive Felder. Quelle: Goebel 2004.

Auch die Fäden der MV, die aus aneinandergereihten Kugeln bestehen, könnten also als rezeptive Felder von Neuronen in kortikalen visuellen Sehzentren aufgefasst werden. Dies würde insofern Sinn machen, als die Fäden bereits eine komplexere Struktur aufweisen als die Kugeln, und die Repräsentation von komplexeren Formen allgemein den Neuronen in höheren visuellen Zentren zugeschrieben wird. Möglicherweise entspricht die unterschiedliche neuronale Örtlichkeit von kreisrunden und länglichen rezeptiven Feldern auch einem weiteren Merkmal der MV: Allgemein scheinen sich die Fäden in der Nähe des Betrachters zu sammeln, während sich die Kugeln über alle Entfernungen hinweg finden lassen. Konzentrieren wir uns auf weiter entfernte Regionen – was in dieser Überlegung den rezeptiven Feldern in der Netzhaut entsprechen würde – können wir keine Fäden mehr sehen, nur noch Kugeln.

3
Von Zustandsveränderungen und „Quantensprüngen" – weitere Beobachtungen von Mouches volantes und ihre Entsprechungen in den rezeptiven Feldern

Mit den so genannten rezeptiven Feldern gibt es Strukturen im visuellen Nervensystem, die Gemeinsamkeiten mit den MV-Kugeln und MV-Fäden aufweisen (siehe Kapitel 2). Nun wird die Sache etwas komplizierter. In der subjektiven Beobachtung erscheinen MV in Grösse, Leuchtkraft und Beweglichkeit höchst dynamisch. Im Vergleich dazu müssen die rezeptiven Felder – obwohl die ihnen zugrunde liegenden Zellen biologischen Veränderungen unterworfen sind – als statisch beschrieben werden. Überlegungen zur Beweglichkeit der MV folgen im vierten Kapitel. In diesem dritten Kapitel geht es darum, die variable Grösse und Leuchtkraft der MV mit den rezeptiven Feldern in Einklang zu bringen.

Zustandsveränderung und „Quantensprung" in den Mouches volantes

Die Grösse und die Leuchtkraft einer bestimmten MV-Kugel oder eines bestimmten MV-Fadens können sich in relativ kurzer Zeit verändern. Diese Veränderungen kommen in zwei Vorgängen vor, die sich an den MV direkt sehen und unterscheiden lassen:

1) Die Zustandsveränderung: Wie in Kapitel 1 beschrieben, können dieselben Kugeln und Fäden „entspannt", d.h. gross und transparent, oder „konzentriert", d.h. klein und leuchtend, wahrgenommen werden.

2) Das „Quantensprung"-Prinzip: Dieses Prinzip ist nicht einfach nachzuvollziehen, da es nur in intensiven Bewusstseinszuständen beobachtet werden kann, welche sich durch einen erhöhten Energieumsatz und grössere (visuelle) Aufmerksamkeit und Sensibilität auszeichnen. Im Grundsatz besagt es, dass MV keine stetig fliessenden Teilchen sind, sondern sprunghaft bewegende Lichtprojektionen. Dieses Prinzip lässt sich in drei Schritten formulieren:

1. Anhand des Sehens der MV in intensiven Bewusstseinszuständen lässt sich erkennen, dass MV, obwohl wir sie üblicherweise als stetig fliessende Objekte wahrnehmen, in Wirklichkeit andauernd springen. Jede ihrer Positionsveränderung im Blickfeld kommt durch einen Sprung zustande, sowohl seitlich (horizontal) wie auch in die Nähe oder Tiefe (vertikal). Diese Beobachtung spricht dafür, dass es mehrere „Seh-" oder „Bewusstseinsschichten" in unserem Sehsytem gibt, auf denen visuelle Wahrnehmung stattfindet. D.h. dieselben Objekte existieren auf unterschiedlichen Schichten, variieren aber in Bezug auf ihre Grösse und Leuchtkraft. Auf diese Weise ist z.B. auch die o.g. „Zustandsverände-

rung" – die Intensivierung und Verkleinerung der MV bei Konzentration darauf – zu erklären: Die Konzentration bewirkt, dass wir MV auf zunehmend anderen Schichten sehen. Nach Beendigung der Konzentration wechseln sie wieder auf die anfänglichen Bewusstseinsschichten.

2. Beim Eintreten in einen intensiveren Bewusstseinszustand sieht eine Seherin oder ein Seher dieselben MV sowie alle physischen und entoptischen Objekte im Gesichtsfeld von einem Moment auf den anderen grösser, näher und insgesamt leuchtender. Erst nach einer Weile lässt diese Wahrnehmung der Vergrösserung wieder nach. Auch hier findet ein Wechsel von einer Seh- oder Bewusstseinsschicht zu einer anderen statt. Allerdings werden dabei mehrere Schichten übersprungen, so dass sich die Grösse und Intensität der MV ruckartig verändert. Die Bewegungen der MV scheinen somit einer Art „Quantensprung"-Prinzip zu unterliegen. Im Folgenden werde ich den Begriff „Schicht" bzw. „Seh-" oder „Bewusstseinsschicht" in Zusammenhang mit den grossen, quantensprungartigen Wechseln verwenden; bei den kleineren Sprüngen, den Zustandsveränderungen der MV, werde ich von Wechseln in „Lamellen" sprechen. In jeder „Bewusstseinsschicht" gibt es deshalb mehrere „Lamellen", auf denen sich MV bewegen. Wie ich andernorts dargelegt habe (Tausin 2008), spricht einiges für den holografischen Charakter unseres Bewusstseins- und Sehsystems. Somit müsste man auch für die „Lamellen" wiederum Unterschichten annehmen. Dies erklärt, weshalb uns das Springen von MV auf unendlich feinen Schichten normalerweise als stetiges Fliessen erscheint.

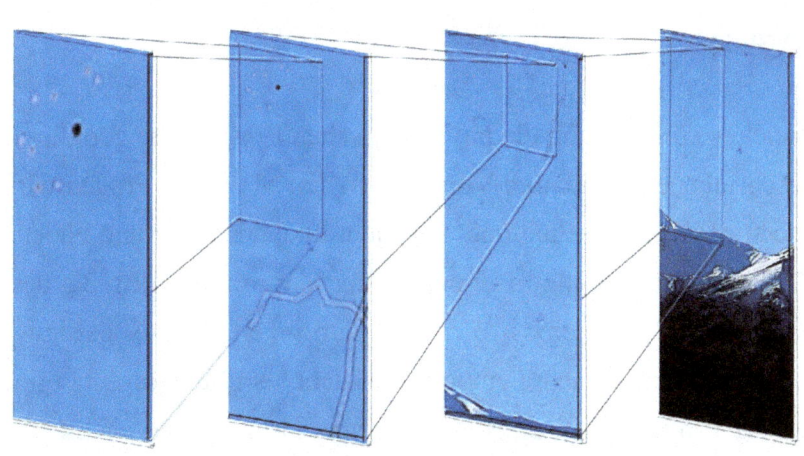

MV in den „Schichten des Bewusstseins". Quelle: Floco Tausin.

3. Aus dem Sehen in intensiveren Bewusstseinszuständen lässt sich zudem erkennen, dass es keine materiellen Teilchen oder Körperchen sind, die sich sprunghaft bewegen. Sondern es ist das (Bewusstseins-)licht, das innerhalb der Lamellen und Bewusstseinsschichten springt und dabei auf jeder Lamelle und jeder Schicht dieselbe Struktur in einer bestimmten Grösse und Intensität reproduziert. Was wir also als MV bezeichnen, ist eine räumliche und zeitliche Veränderung der Energieverhältnisse in einem Raum, wobei Energie – visuell sichtbar als Licht – durch den Raum transportiert wird. MV sind demnach eine Wellenerscheinung.

Das wahrnehmbare Licht in den MV als Emission von Biophotonen

Welches könnten nun die physiologischen Entsprechungen dieser beschriebenen sichtbaren Vorgänge in den MV sein? Fragen wir zuerst nach der Erscheinung von Licht in den Kugeln und Fäden. Wenn wir die visuelle Erscheinung der MV mit der Aktivität des neuronalen Sehsystems in Verbindung bringen, dann ist es sinnvoll, das wahrnehmbare entoptische Licht als Entladungsenergie der Nervenzellen zu verstehen. Wie aber lässt sich das erklären? Eine Antwort gibt der ungarische Chemie- und Bioingenieur István Bókkon. Er zeigt, dass Nervenzellen elektrische Signale durch Prozesse der Biolumineszenz in ultraschwaches Licht umwandeln können. Dieses Licht bzw. die abgestrahlten Biophotone dienen nicht nur der intra- und interzellulären Kommunikation, es kann sich der Betrachterin oder dem Betrachter auch als entoptisches Phänomen zeigen. Bókkon erklärt beispielsweise die so genannten Phosphene durch diesen Prozess. So ist es denkbar, dass auch das unterschiedlich intensive Licht in den MV mit den unterschiedlich starken neuronalen – und eben biophotonischen – Entladungen korrespondiert. Physiologische Nachweise gibt es bisher nicht.

Bewusstseinsschichten und Netzhautschichten

Welches könnten die physiologischen Entsprechungen der Lamellen und Schichten sein, auf denen sich MV als sichtbare Lichtprojektionen bzw. Wellen bewegen? Meine Vermutung ist, dass die im neurologischen Sehsystem nachgewiesenen Schichten mit den genannten Bewusstseinsschichten korrespondieren: In der Netzhaut z.B. würden die Bewusstseinsschichten den grossen, mikroskopisch unterscheidbaren Schichten von Zelltypen entsprechen, während die Lamellen die einzelnen Zellreihen innerhalb einer Zellschicht darstellen. Zu Bedenken ist dabei, dass die Schichten der Nervenzellen über die Retina hinaus in das Gehirn hineinreichen bzw. dass die retinalen Zellschichten mit Zellschichten im Gehirn korrespondieren.

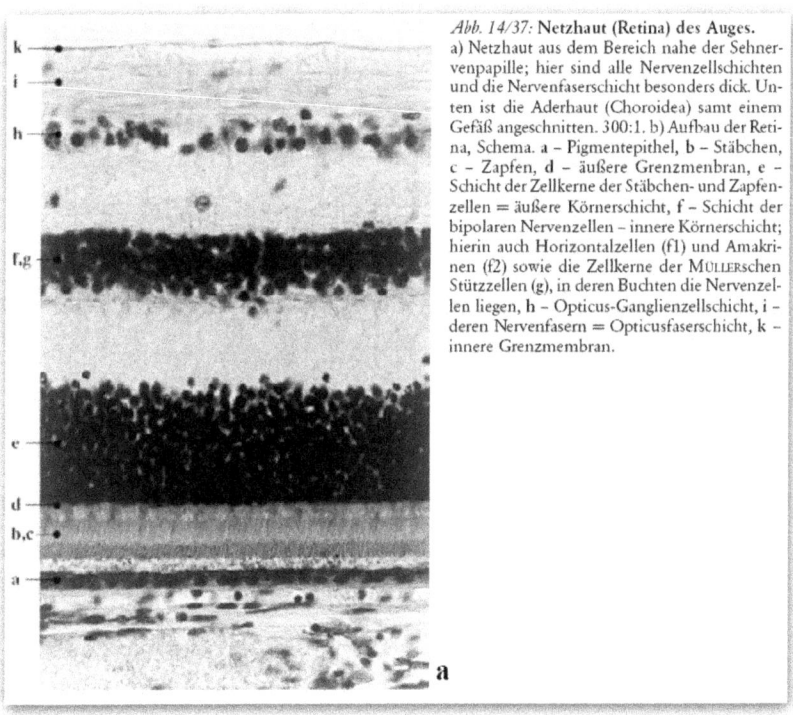

Abb. 14/37: Netzhaut (Retina) des Auges. a) Netzhaut aus dem Bereich nahe der Sehnervenpapille; hier sind alle Nervenzellschichten und die Nervenfaserschicht besonders dick. Unten ist die Aderhaut (Choroidea) samt einem Gefäß angeschnitten. 300:1. b) Aufbau der Retina, Schema. a – Pigmentepithel, b – Stäbchen, c – Zapfen, d – äußere Grenzmenbran, e – Schicht der Zellkerne der Stäbchen- und Zapfenzellen = äußere Körnerschicht, f – Schicht der bipolaren Nervenzellen – innere Körnerschicht; hierin auch Horizontalzellen (f1) und Amakrinen (f2) sowie die Zellkerne der MÜLLERschen Stützzellen (g), in deren Buchten die Nervenzellen liegen, h – Opticus-Ganglienzellschicht, i – deren Nervenfasern = Opticusfaserschicht, k – innere Grenzmembran.

Physiologische Entsprechung der „Bewusstseinsschichten"? Mikroskopische Aufnahme Netzhautschichten. Quelle: Betz 2001.

Wie es dazu kommen kann, dass bei simultaner Aktivität aller Nervenzellenschichten trotzdem nur jeweils eine bestimmte Bewusstseinsschicht aktiv ist – und eine MV-Kugel deshalb normalerweise auch nur einmal, und nicht mehrmals hintereinander gesehen wird – werde ich in Kapitel 4 erörtern. Hier geht es darum, zu überlegen, welche Aktivitäten der rezeptiven Felder den beobachtbaren kleineren und grösseren Sprüngen, also den Zustandsveränderungen und den „Quantensprüngen" entsprechen. Noch einmal ist daran zu erinnern, dass jeweils mehrere Varianten vorstellbar sind, und dass die In-Beziehung-Setzung insofern eine Momentaufnahme ist, als sowohl das Wissen über rezeptive Felder, als auch das seherische Wissen über MV sich verändern.

Zustandsveränderung in rezeptiven Feldern und MV-Kugeln

Zustandsveränderungen innerhalb derselben Schicht lassen sich beispielsweise durch die Quantität und Lokalität der Beleuchtung und damit durch die unterschiedliche Feuerungsrate des Neurons erklären. Der Grundgedanke der folgenden Darstellung ist der: Je schneller eine Sehnervenzelle feuert, desto leuchtender erscheinen die MV. Doch ohne Sprung durch die Schichten hindurch („Quantensprung"), ist diese Zunahme der sichtbaren Lichtintensität einer MV-Kugel – wie oben dargelegt – nur um den Preis der Reduktion ihrer Grösse zu haben. Die erhöhten Entladungsraten einer Reihe von Nervenzellen innerhalb einer Schicht sind daher immer im Verhältnis zum Raum in den MV zu sehen. Sie bedeuten nicht einfach eine Erhöhung der Leuchtkraft der MV, sondern repräsentieren die Licht- oder Energiemenge bezogen auf eine bestimmte Fläche bzw. ein bestimmtes Volumen. Die Verkleinerung dieses Raums geht mit einer Erhöhung der Energie- oder Leuchtdichte pro Volumeneinheit einher. Die Entladungsrate einer Nervenzelle repräsentiert also die räumlich bedingte Energiedichte. Infolge des konzentrativen Prozesses und der damit verbundenen Lichtemission scheint sich zudem das Grössenverhältnis von Kern und Umfeld in einer MV-Kugel zu verändern: Der ursprüngliche Kern wird komprimiert und durch Licht überstrahlt, so dass er im konzentrierten Zustand nur noch als kleines Pünktchen oder gar nicht mehr wahrzunehmen ist.

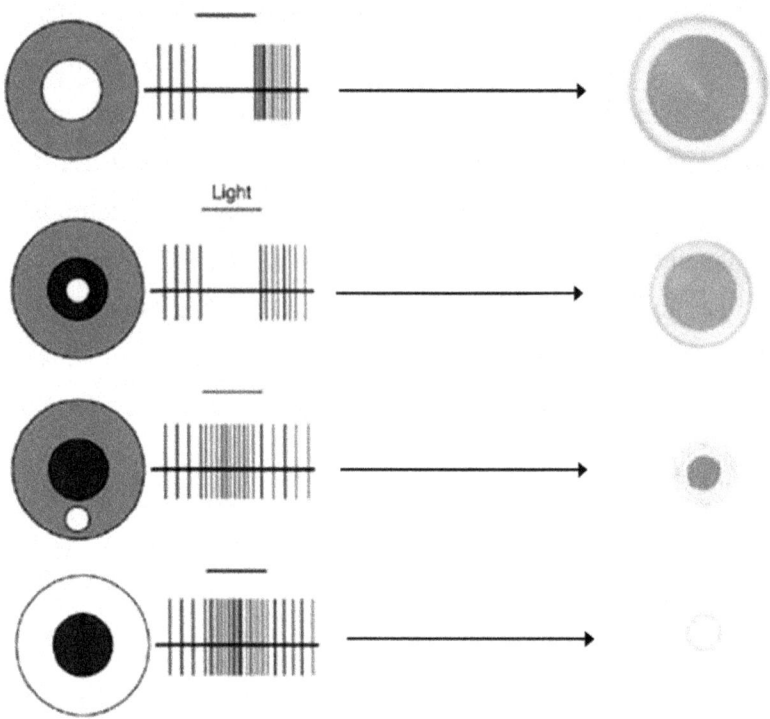

Die Off-Zentrum-Nervenzelle intensiviert und konzentriert mit zunehmender Frequenz des Aktionspotentials die MV-Kugel mit dunklem Kern und hellem Umfeld. Der Kern schrumpft dabei auf ein kleines Pünktchen (1-3), das vom intensiveren Umgebungslicht überstrahlt wird (4).

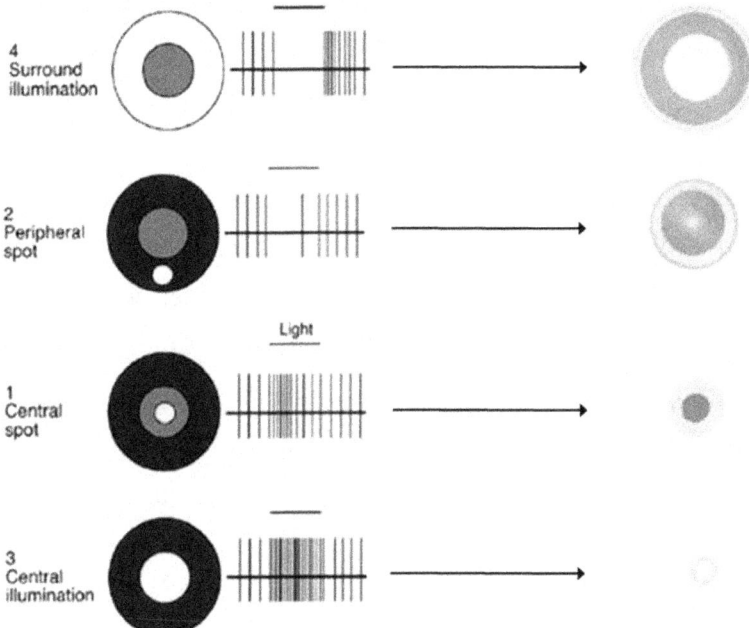

Die On-Zentrum-Nervenzelle intensiviert und konzentriert mit zunehmender Frequenz des Aktionspotentials die MV-Kugel mit hellem Kern und dunklem Umfeld. Dabei schrumpft der Kern und wird vom dunklen Umfeld verdrängt (2). Das Umfeld wiederum wird auf ein kleines schwarzes Pünktchen reduziert (3), welches schliesslich von den sich aufhellenden äusseren Regionen überstrahlt wird (4).

Quantensprünge im Sehsystem

Bis hier haben wir nur die Zustandsveränderungen ohne die „Quantensprung"-Erscheinung betrachtet. Temporär gesteigerte Bewusstseinszustände, erzeugt durch jahrelang ausgeführte bewusstseinssteigernde Übungen, können Quantensprünge im Sehen der MV herbeiführen. Die MV werden abrupt sehr viel grösser wahrgenommen als im Moment zuvor – unser Sehen findet nun auf einer neuen, insgesamt energiereicheren Bewusstseins- oder Sehschicht statt. Auf neurophysiologischer Ebene korrespondiert die Wahrnehmung der MV nun mit der Aktivität von Neuronen in einer anderen Zellschicht (vgl. Kapitel 4). Auch in dieser neuen Bewusstseinsschicht gibt es wieder Raum für sowohl entspannte als auch konzentrierte Zustände der MV. Auch hier werden MV zunächst als gross, entspannt und transparent wahrgenommen, bewegen sich infolge der darauf einsetzenden Konzentration der Seherin oder des Sehers aber durch die Lamellen hindurch, wobei sie an Lichtintensität stetig zu- und an Volumen abnehmen.

4
Weitergehende Überlegungen und Einwände

Mit der polaren Zentrum-Umgebung-Organisation sowie den verschiedenen Schichten der Wahrnehmung bzw. visuellen Verarbeitung weisen MV und die Neuronen in Netzhaut und Hirn eine verblüffende Ähnlichkeit auf. Somit ist es denkbar, dass die subjektiven Kugeln und Fäden in unserem Gesichtsfeld ein Produkt der rezeptiven Feldeigenschaften der Nervenzellen im Sehsystem sind. MV wären demnach nicht die chaotische „Störung" im Glaskörper, als die sie heute gilt, sondern ein natürlicher Teil des neurophysiologischen Systems.

Eine solche Behauptung steht im Widerspruch zur heute allgemein akzeptierten Vorstellung über MV. Ich will daher einige mögliche Einwände aufgreifen und ein paar Gedanken dazu formulieren: Wenn MV der visuelle Ausdruck von rezeptiven Feldern sind – warum können wir überhaupt rezeptive Felder sehen? Und warum können wir nur einzelne davon sehen, und nicht dieselbe Fülle, die wir in der Netzhaut antreffen? Eine weitere Frage betrifft die Bewegung von MV: Warum erfahren wir die MV in unserem Gesichtsfeld als so beweglich, z.T. durch unseren Blick beeinflussbar, z.T. eine Eigenbewegung aufweisend – wenn es sich dabei um unbewegliche rezeptive Felder in der Netzhaut handelt? Und schliesslich: Wie kann die Ursache der MV im neuronalen visuellen System liegen, wenn Augenärzte ihre Patienten von MV durch die Vitrektomie (Glaskörperentfernung) befreien?

Mouches volantes, rezeptive Felder und Bewusstsein – warum können wir rezeptive Felder sehen?

Neurologisch gesehen müsste die Wahrnehmung von rezeptiven Feldern als MV in der Erregung von On- oder Off-Zentrum-Neuronen (MV-Kugeln) bzw. von Neuronen mit länglichen rezeptiven Feldern (MV-Fäden) bestehen. Diese Nervenzellen erfassen die Beleuchtung ihres rezeptiven Feldes und geben entsprechende Signale als Erregungs- und Aktionspotentiale oder aber als Ruhe- oder Hemmungspotentiale weiter. Dies tun sie andauernd. Die Frage ist: Weshalb nehmen wir diese Signale nur teilweise als MV wahr, im weitaus grösseren Teil aber als unsere alltägliche vertraute Welt der physischen Phänomene? Diese Frage führt uns zum Kern eines der grossen Rätsel der Wissenschaft: Wie und wo genau wird dieses Licht, das von der Retina empfangen wird, in visuelles Bewusstsein übersetzt? Wie decodiert unser Bewusstsein das Dauerfeuer von Milliarden von Neuronen in unserem Nervensystem zum fertigen Sinnesprodukt, das wir erleben? Eines ist dabei klar: Visuelle Erfahrungen sind Konstruktionen des Nervensystems, die sich nicht nur aus äusseren Stimuli speisen, sondern auch durch innere Reize zustande kommen.

Meines Erachtens hängt der visuelle Output davon ab, auf welcher Stufe der neuronalen Verarbeitung dieser Reize unsere bewusste Wahrnehmung einsetzt. Ich denke, dass die kreisrunden rezeptiven Felder generell die kleinste Wahrnehmungseinheit darstellen. Doch üblicherweise werden diese Einheiten in höheren visuellen Zentren mit anderen Reizen verrechnet, die aus der Motorik, aber auch aus Erfahrungen, Erinnerungen, Erwartungen etc. stammen. In diesen höheren Sehzentren vermutet man auch am ehesten den Sitz der bewussten Wahrnehmung. Dies bedeutet, dass die komplexe interagierende neuronale Aktivität hier zum visuellen Resultat von komplexen bildlichen Wahrnehmungswelten führt – zur Wahrnehmung unserer vertrauten Welt.

Es ist aber denkbar, dass die bewusste Wahrnehmung unter bestimmten Umständen schon auf früheren, hierarchisch tieferen Verarbeitungsstufen zustande kommt, beispielsweise im Primären Visuellen Kortex, im Äusseren Kniehöcker, im Sehnerv und sogar in der Netzhaut. Die Erregung von rezeptiven Feldern ist hier noch nicht zu komplexen Bildern verarbeitet, sondern liefert relativ isolierte, nicht in den individuellen Erfahrungshintergrund integrierte Eigenschaften wie Form, Farbe, Bewegung sowie Licht-und-Schatten-Kontraste. Entoptische Erscheinungen wie Formkonstanten und Nachbilder könnten der visuelle Ausdruck von rezeptiven Feldern auf frühen Verarbeitungsebenen sein: Im Fall der Formkonstanten werden die rezeptiven Felder zu relativ simplen geometrischen Mustern integriert. Bei den Nachbildern liegt die Aktivität der rezeptiven Felder auf der Erzeugung von Farbkontrasten. Durch die grosse Ähnlichkeit, die MV mit den rezeptiven Feldeigenschaften aufweisen, vermute ich, dass diese Erscheinung der Ausdruck der ersten, noch gänzlich unverarbeiteten Stufe der Wahrnehmung ist – sozusagen rezeptive Felder in reiner vorinterpretierter Form bzw. in der ursprünglichen Funktion der konzentrischen Unterscheidung von Hell und Dunkel.

Damit die rezeptiven Felder in irgendeiner Form für uns sichtbar werden können, braucht es sowohl äussere Stimuli (Licht) als auch ein inneres Bewusstseinsprinzip, das die Signale der Nervenzellen reguliert, modifiziert, integriert. Wie ein solches Bewusstseinsprinzip neurologisch aussehen könnte, kann ich nicht sagen. Bekannt ist, dass es im Zentralnervensystem keine übergeordnete zentrale Schaltstelle gibt, sondern dass jede Zelle in einem holografischen Sinn ihr eigenes Zentrum ist, das Signale empfängt, weiterleitet und z.T. auch Feedbacks an die vorhergehenden Nervenzellen aussendet. Ein solches Bewusstseinsprinzip, das also im dynamischen Wechselspiel von Feedforwards und Feedbacks seine materielle Grundlage hat, entscheidet, ob ein Nervenimpuls als rezeptives Feld bzw. als MV ins Bewusstsein gelangt, oder ob erst das komplexe verrechnete Resultat vieler Nervenimpulse wahrgenommen wird. Was immer die Natur dieses Prinzips sein mag: Ein Blick auf die MV zeigt, dass es einerseits sehr persistent sein muss, insofern es stets dieselbe Struktur aufweist, wie an der stets gleichen Struktur der MV zu sehen ist. Andererseits muss es sehr dynamisch sein, da es diese Struktur in verschiedenen Tiefenebenen, aber auch in verschiedenen horizontalen und vertikalen Lokalitäten abbildet. Bewusstsein aktiviert also die verschiedenen Nervenzellen in jeweils ähnlichen Konstellationen, so dass ein jeweils ähnliches Muster als MV visuell sichtbar wird. Bewusstsein ist, um eine Metapher aus der Informatik aufzugreifen, quasi die Software, die auf einer Hardware-Struktur spielt, diese verschieden anregt und dadurch spezifische Outputs erzeugt. Natürlich ist dies alles spekulativ: Beim Öffnen eines Schädels oder eines Auges werden wir kein Bewusstseinsprinzip feststellen – so wenig wie beim Öffnen eines Computers die Software zu finden ist. Nur der spezifische Output bzw. die individuelle bewusste Wahrnehmung zeugt davon, dass es ein solches Prinzip gibt.

Woher diese individuellen Konstellationen der MV (das „individuelle Muster") und somit unsere persönliche Bewusstseinsstruktur kommt, ist eine andere Frage. Meine Erfahrung mit bewusstseinsverändernden Praktiken legt nahe, dass die Bewusstseinsstruktur mit unserer Wahrnehmung und unserer Persönlichkeit verbunden ist, so dass wir sie durch eine entsprechende Lebensweise verändern können. Auf den Punkt gebracht: Bewusstsein vermittelt seine Struktur in der spezifischen Aktivierung rezeptiver Felder von Nervenzellen auf frühen Verarbeitungsstufen; diese Struktur zeigt sich uns visuell in unserem individuellen Muster der MV. In dieser Hinsicht ist das Ergründen der eigenen MV ein Ergründen des eigenen Bewusstseins.

Die Beweglichkeit der MV und die stationären rezeptiven Felder

Das Bewusstseinsprinzip liefert auch einen Ansatz, um die Bewegungen der MV zu erklären. Denn wenn MV ein Ausdruck von rezeptiven Feldern sind, d.h. ein Ausdruck der frühen Signalverarbeitung von Neuronen in der Netzhaut, Sehbahn, Kniehöcker und den visuellen Sehzentren, dann stellt sich die Frage, weshalb sie sich so mühelos über unser Gesichtsfeld bewegen. Müssten sie nicht ebenso stationär sein wie die Nachbilder, die nach gängiger Ansicht auf Netzhautadaptation zurückgehen?

Hierzu sind zwei Dinge zu sagen: Erstens sind auch Nachbilder nicht statisch. Die Konzentration auf sie erzeugt teilweise ebenfalls den Eindruck von nach unten fliessenden Bildern, wenn auch weniger deutlich als etwa die im Blickfeld näheren Punkte und Fäden der MV. Die Nachbilder führen uns, zweitens, zu einer möglichen Lösung der Bewegungsfrage, insofern bewegte Nachbilder in der Psychologie als ein komplexer Sonderfall einer sog. „Scheinbewegung" gelten. Das Konzept der Scheinbewegungen (*apparent motion/movement*) bezeichnet Bewegungseindrücke, die nicht durch bewegte Umweltreize zustande kommen, sondern auf den Anblick von stationären Reizen zurückgehen, die in wechselnden Folgen gezeigt werden. Beispiel Kino: Das Bild, das auf die Kinoleinwand projiziert wird, macht einen bewegten Eindruck – obwohl wir wissen, dass nur unbewegte Einzelbilder projiziert werden, und dass unser Hirn diese schnelle Abfolge von Einzelbildern zu einem bewegten Bild verrechnet. Klassischerweise werden verschiedene Scheinbewegungen unterschieden, etwa das „Alpha-Phänomen", bei dem dieselbe Figur an derselben Stelle, aber zeitlich verzögert in unterschiedlichen Grössen gezeigt wird. Dies ruft beim Betrachter aufgrund der perspektivischen Erfahrung den Eindruck von Ausdehnungs- und Vorwärtsbewegungen bzw. Schrumpf- und Rückwärtsbewegungen hervor. Auch durch die Variation von Helligkeit können Vorwärts- und Rückwärtsbewegungen suggeriert werden: Wird ein Objekt hell beleuchtet, erzeugt es den Eindruck einer Vorwärtsbewegung, beim Abdunkeln dagegen scheint es sich nach hinten zu bewegen („Delta-Phänomen"). Das „Beta-Phänomen" erzeugt den Eindruck einer Hin- und Herbewegung einer Reizfigur, wenn zwei gleichartige Figuren in zeitlich und örtlich verzögertem Abstand gezeigt werden.

Inwiefern können die Bewegungen von MV Scheinbewegungen sein? Sie könnten ebenso wie andere Scheinbewegungen durch die Verrechnung von sukzessiver Reizung unterschiedlicher Netzhaut- und kortikaler Regionen entstehen. In unserer Theorie kann diese Reizung allerdings nicht von äusseren Stimuli herrühren, sondern vom Bewusstseinsprinzip, das neurophysiologisch ebenfalls anregende oder hemmende Signale im Nervensystem bewirkt. Eine andere Erklärung wäre, dass die scheinbare Bewegung v.a. durch die innere Stimulation von Neuronen im Primären Visuellen Kortex und in höheren Zentren, die auf Bewegung und Richtung spezialisiert sind, zurückzuführen ist. Dies könnte eine Erklärung dafür sein, weshalb v.a. die komplexeren Gebilde der MV, die näheren Fäden und Fädenhaufen, als sehr beweglich wahrgenommen werden. Die Eigenschaften dieser MV (Bewegung und Form) lassen sich mit den Neuronen in höheren visuellen Kortizes assoziieren. Die kleineren Punkte im Hintergrund fliessen dagegen kaum, ihre bewusste Wahrnehmung könnte bereits in der Retina, v.a. in der Sehgrube (Fovea) des Gelben Flecks stattfinden – eine genauere Betrachtung des augenheilkundlichen Phänomens des „Makulachagrin" (*foveal chagrin, macular chagrin*), das in meiner Interpretation ebenfalls aus MV-Kugeln besteht, könnte hier Aufschluss geben.

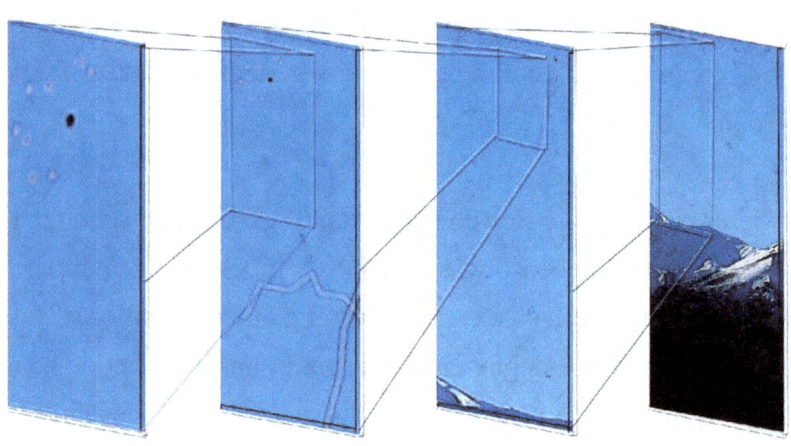

Die Bewegungen der MV als Scheinbewegung? Im Bild ein Beispiel möglicher Vertikalbewegung der MV durch Aktivierung unterschiedlicher Bewusstseins- oder Nervenzellschichten. Quelle: Floco Tausin.

Wir dürfen aber nicht vergessen, dass die Bewegungen der MV offensichtlich durch unsere Willensanstrengung beeinflussbar sind

– und zwar bereits auf der körperlichen Ebene. Ich brauche nur meinen Blick neu auszurichten, und schon wirbeln meine MV umher. Doch was genau bedeutet es, den Blick neu auszurichten bzw. den Kopf oder die Augen zu bewegen? Ich bin der Ansicht, dass solche körperlichen Bewegungen vom verursachenden Bewusstseinsprinzip nicht zu trennen sind. Bewusstsein ist etwas, das unseren Willensausdrücken gleichzeitig gehorcht und ihnen befiehlt: Unsere Aktivität ist ein Resultat unserer Bewusstseinsimpulse. Umgekehrt erregen körperliche und geistige Bewegungen wie Augenbewegungen, Konzentration, Emotionen etc. unser Nervensystem, wirken bewusstseinstransformativ und können auf diese Weise die Wahrnehmung von Bewegungen bzw. Scheinbewegungen hervorbringen. In der Neurologie ist beispielsweise bekannt, dass die Informationen aus dem Retina- und kortikalen Abbildungssystem durch Rückmeldungen aus dem Auge-Kopf-Bewegungssystem (sog. Efferenzkopien) variiert bzw. umgewichtet werden, was in einer veränderten Wahrnehmung von Bewegung resultiert. Ebenso können Bewegungswahrnehmungen in Zusammenhang mit körperlichen (Kopf- oder Augen-)Bewegungen grundsätzlich durch geistige Vorgänge beeinflusst werden, insofern efferente bzw. motorische Signale vom Zentralnervensystem zu den Effektoren (Muskeln, Sinnesorgane) gesendet werden. Dazu kommt, dass Bewegungswahrnehmungen und -urteile durch Erfahrungen und soziale Konzepte beeinflusst sind. Auch die Bewegungsbeziehungen sinnfreier geometrischer Figuren (wie MV) werden häufig im Licht des Kausalitätsprinzips oder unter Berücksichtigung von Erfahrungen interpretiert. All dies bedeutet, dass wir nicht einfach nur die MV mit unseren Augen bewegen, sondern dass sich unsere Augen auch gemäss dem visuell gewordenen dynamischen Ausdruck unseres Bewusstseins bewegen. Es bedeutet, dass wir selbst das Fliessen der MV verursachen oder auch stoppen können – durch unsere körperlichen und geistigen Bewegungen und unsere Erfahrung, d.h. durch unser Bewusstsein, welches die entsprechenden Neuronen aktiviert, deren rezeptiven Felder wir als MV sehen.

Vitrektomie als Gegenargument?

Das auf den ersten Blick schlagkräftigste Argument gegen die Vorstellung, dass MV auf eine spezifische Aktivierung von Nervenzellen mit entsprechenden rezeptiven Feldeigenschaften zurückzuführen sind, ist die Vitrektomie. Durch diese chirurgische Entfernung von Glaskörperpartien sollen die angeblich im Glaskörper befindlichen MV ebenfalls beseitigt werden. Es gibt dazu klinische Studien und Statistiken, die den Erfolg der Vitrektomie bei MV bescheinigen, obwohl die „störenden Trübungen" nicht in jedem Fall beseitig werden können, wie Patientenberichten zuweilen zu entnehmen ist.

Zentral scheint mir jedoch, dass in erfolgreichen Fällen selten klar ist, um welche Arten von MV es sich dabei gehandelt hat. Tatsächlich vorhandene Einlagerungen irgendwelcher Art können zwar objektiv festgestellt und entfernt werden. Häufig jedoch kann die Augenärztin oder der Augenarzt keine MV im Glaskörper der Patientin oder des Patienten feststellen. Manche Ärzte sind dennoch bereit, bei insistierenden Patienten eine Vitrektomie durchzuführen – in der Hoffnung, dass sich das Sehvermögen der Betroffenen verbessert und sich ihr Leidensdruck verringert. Der Punkt ist, dass wir keine Gewissheit haben, ob es sich im Fall von erfolgreichen Vitrektomien wirklich um die Leuchtstruktur Mouches volantes (Tausin 2012, 2010) handelt, über die ich hier schreibe.

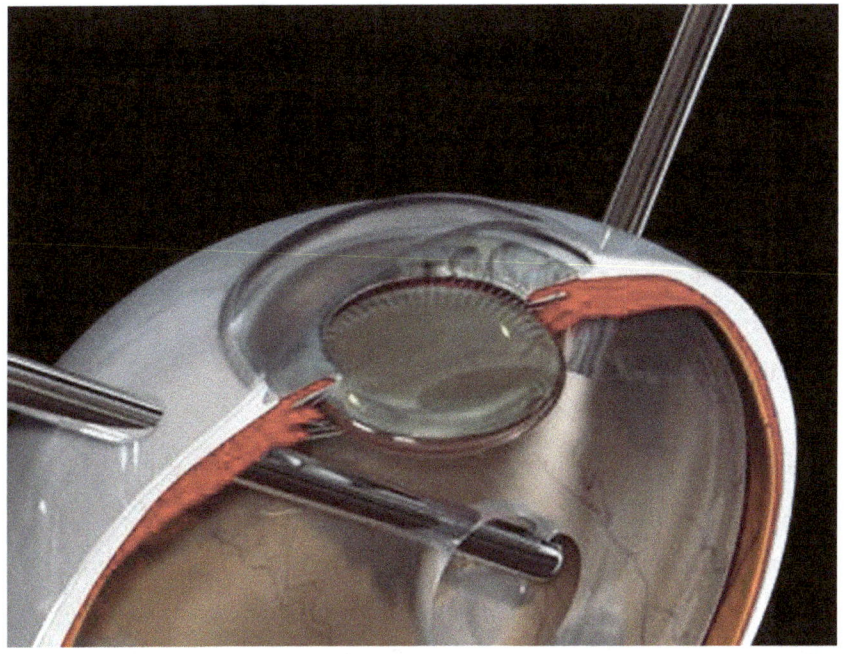

Rechts beleuchten, links schneiden und saugen: Computerdarstellung einer Pars-plana-Vitrektomie. Quelle: Link[6].

Sollte es sich bei einer erfolgreichen Vitrektomie tatsächlich um diese Leuchtstruktur MV handelt, wäre ein anderer Einwand in Betracht zu ziehen: Möglicherweise verändert eine Vitrektomie durch die Entfernung des kollagen- und hyaluronhaltigen Glaskörpergerüstes die Lichtstrahlungsverhältnisse im Glaskörper. Das Licht würde also nicht mehr in derselben örtlichen Dichte auf die Netzhaut gelangen. Und das heisst, dass die Nervenzellen der Netzhaut nicht mehr in derselben Weise gereizt werden wie vor der Operation. Diese veränderte äussere Reizung würde auch eine veränderte Aktivität des Bewusstseinsprinzips mit sich bringen. Dies könnte erklären, weshalb diese MV – als visuelle Erscheinung der neuronalen Tätigkeit im Sehsystem – nach einer Vitrektomie verschwunden oder zumindest verändert wären. Dies wäre genauer abzuklären. Theoretisch jedenfalls ist die Vitrektomie kein zwingendes Gegenargument für die Annahme, dass MV durch die Funktion rezeptiver Felder entstehen.

Zusammenfassung

In diesem Buch habe ich die Ansicht vertreten, dass die häufig vorkommenden, normalen und als harmlos geltenden MV – die Leuchtstruktur MV – durch die heutige Erklärung in der Augenheilkunde nicht vollständig erfasst werden können. MV gelten da als physisch vorhandene Trübungen im Glaskörper, die sich infolge der Glaskörperabhebung, Glaskörperverflüssigung und des Kollaps der Glaskörperstrukturen mit zunehmendem Alter bilden. Beobachtungen der Struktur, Bewegung, Zustandsveränderungen sowie die Uneinigkeit der Ärzteschaft in solchen Fragen sprechen jedoch für die weitere Erforschung des Phänomens.

Der subjektive Charakter der MV und ihre Abhängigkeit nicht nur von äusseren Faktoren, sondern auch von inneren individuellen Bewusstseinszuständen sind Argumente dafür, dass die Punkte und Fäden nicht oder nicht ausschliesslich vom Subjekt getrennt untersucht werden sollten. Zudem ermutigen diese Befunde sowie die Beobachtung, dass MV geordnete Strukturen aufweisen, nach dem Verhältnis der MV zum visuellen Nervensystem zu fragen.

Ausgehend von einem idealistischen Holismus und dem psychologischen Isomorphie-Prinzip, habe ich die durch Beobachtung der MV festgestellten Strukturen mit der Organisation der retinalen und kortikalen Nervenzellen verglichen und dabei Übereinstimmungen festgestellt. Es zeigte sich, dass sowohl die kreisrunden als auch die länglichen rezeptiven Feldeigenschaften von Bipolar-, Ganglien- und kortikalen Nervenzellen dem Aufbau der Punkte und Fäden entsprechen: Beide sind in ihrer Form kreisrund und konzentrisch, oder aber es sind Streifen, die aus mehreren solcher konzentrischer Felder zusammengesetzt sind und eine bestimmte örtliche Ausrichtung aufweisen. Bei beiden lässt sich eine Zentrum-Umfeld-Polarität feststellen; beide sind insofern antagonistisch, als es jeweils zwei umgekehrt polare Einheiten gibt. Beide sind zudem auf mehreren Schichten bzw. Stufen arrangiert.

Weiter habe ich vorgeschlagen, die On-Zentrum-Nervenzelle der MV-Kugel zuzuordnen, die innen hell und aussen dunkel ist. Die Off-Zentrum-Zelle hingegen würde einer MV-Kugel mit hellem Umkreis und dunklem Kern entsprechen. Die beobachtbaren Zustandsveränderungen (Grösse, Licht) und „Quantensprünge" der

MV habe ich auf die unterschiedlichen Zellschichten in der Retina zurückzuführen versucht, sowie auf die neuronale Zellaktivität, die durch eine unterschiedliche Intensität und Örtlichkeit ihrer Beleuchtung entsteht. Schliesslich habe ich offene Fragen und Einwände wie diejenige nach dem Grund der Sichtbarwerdung rezeptiver Felder und nach der Bewegung der MV diskutiert und vorwiegend mit dem Konstruktionscharakter des nervösen Outputs (Bewusstseinsprinzip) und den Scheinbewegungen beantwortet. Auch die Vitrektomie spricht nicht unbedingt gegen die Hypothese, insofern unklar ist, ob die beseitigten Glaskörpertrübungen wirklich mit den Leuchtstruktur MV identisch sind.

Diese Arbeit kann die gemachten Behauptungen nicht belegen, viele Fragen bleiben offen. Der Text soll in erster Linie neue Impulse für die weitergehende Erforschung der MV geben und zu unkonventionellen Interpretationen unter Berücksichtigung des Subjekts ermutigen. Gerade der Einbezug des Subjekts eröffnet den Raum für verschiedene Interpretationen und Erklärungen, nicht nur ophthalmologische, sondern auch psychologische, historische, anthropologische und spirituelle – ein Schritt in die Richtung einer ganzheitlichen Augenheilkunde, die die klassischen Ophthalmologie sinnvoll ergänzen könnte.

Literatur

Betz, Eberhard u.a. (2001): *Biologie des Menschen* (15. Aufl.). Wiebelsheim: Quelle & Meyer Verlag

Bókkon, István (2008): „Phosphene phenomenon: A new concept". *BioSystems* 92: 168-174

Bókkon István (2009): „Visual perception and imagery: A new molecular hypothesis". *BioSystems* 96: 178-84

Flores-Herr, Nicolas (2001): *Das hemmende Umfeld von Ganglienzellen in der Netzhaut des Auges* (Dissertation im Fachbereich Physik, Johann-Wolfgang-Goethe-Universität, Frankfurt a.M.). d-nb.info/963919318/34 (9.9.19)

Franze, Kristian (2007): „Lichtleiter in der Netzhaut". *Spektrum der Wissenschaft* 10: 16-19

Greenlee, Mark W.; Tse, Peter U. (2008): „Functional Neuroanatomy of the Human Visual System: A Review of Functional MRI Studies". *Pediatric Ophthalmology, Neuro-Ophthalmology*, Genetics (Essentials in Ophthalmology), hrsg. v. B. Lorenz und F.-X. Bourrat). Berlin/Heidelberg: Springer: 119-138

Greenstein, Ben; Greenstein, Adam (2000): *Color Atlas of Neuroscience. Neuroanatomy and Neurophysiology*. Stuttgart/NY: Thieme

Gareis, Oskar; Lang, Gerhard K. (2007): „Visual Pathway". *Ophthlamology. A Pocket Textbook Atlas*, hrsg. v. Gerhard Lang. Stuttgart/NY: Thieme: 401-414

Goebel, Rainer u.a. (2004): „Visual System". *The Human Nervous System* (2. Aufl.), hrsg. v. Geroge Paxinos und Jürgen K. Mai. San Diego: Academic Press: 1280-1305

Kentridge, Robert u.a. (2003): „Color Perception". *Handbook of Brain Theory and Neural Networks,* hrsg. v. Michael A. Arbib. Cambridge/London: MIT Press

Köhler, Wolfgang (1929): *Gestalt psychology*. New York: Liveright

Kruse, Peter; Roth, Gerhard (1987): *Ordnungsbildung und psychophysische Feldtheorie. Gestalt Theory. An International Multidisciplinary Journal* 9, Nr. 3/4

Lehar, Steven (2003): „Gestalt Isomorphism and the Primacy of Subjective Conscious Experience: A Gestalt Bubble Model". *Behavioral and Brain Sciences* 26, Nr. 4: 374-408

Narasimhand, Arunn u.a. (2015): „Convection-Enhanced Intravitreous Drug Delivery in Human Eye". *Journal of Heat Transfer* 137, Nr. 12

Narasimhan, Arunn u.a. (2013): „Effect of choroidal blood perfusion and natural convection in vitreoushmor during transpupillary thermotherapy (TTT)". *International Journal for Numerical Methods in Biomedical Engineering* 29, Nr. 4

Park, Susanna S. (2007): „The Anatomy and Cell Biology of the Retina". *Duane's Ophthalmology*, hrsg. v. William Tasman und Edward A. Jaeger. Philadelphia: Lippincott Williams & Wilkins [Elektronische Ausgabe]

Plange, Hubertus (1990): „Muscae volitantes – von frühen Beobachtungen zu Purkinjes Erklärung". *Gesnerus* 47: 31-44

Quillen, David A.; Barber, Alistair, J. (2002): „Anatomy and Physiology of the Retina". *Clinical Retina,* hrsg. v. David A. Quillen und Barbara A. Blodi. American Medical Association (AMA)

Roth, M. u.a. (2005): „Pars-plana-Vitrektomie bei idiopathischen Glaskörpertrübungen". *Klinische Monatsblätter der Augenheilkunde* 222: 728-732

Scherf, Gertrud (Hg.) (1997): *Wörterbuch Biologie.* München: Deutscher Taschenbuch Verlag 1997 [Elektronische Ausgabe: Digitale Bibliothek, Bd. 140, Berlin: Directmedia 2006]

Schiefer, Ulrich; Hart, William (2007): „Functional Anatomy of the Human Visual Pathway". *Clinical Neuro-Ophthalmology. A Practical Guide*, hrsg. v. Ulrich Schiefer u.a. Berlin/Heidelberg: Springer: 19-28

Tausin, Floco (2012): *Mouches volantes (MV) und andere subjektive visuelle Phänomene.* mouches-volantes.com/home/visuelle-subjektive-phaenomene.htm (28.8.19)

Tausin, Floco (2010): *Mouches Volantes. Die Leuchtstruktur des Bewusstseins.* Bern: Leuchtstruktur Verlag

Tausin, Floco (2008): „Das holografische Weltmodell zwischen Wissenschaft und Sehen". *Virtuelles Magazin 2000* 49. archiv.vm2000.net/49/flocotausin/holografischesmodell.html (28.9.19)

Trick, Gary L.; Kronenberg, Alaina (2007): „Entoptic Imagery and Afterimages". *Duane's Ophthalmology*, hrsg. v. William Tasman und Edward A. Jaeger. Philadelphia: Lippincott Williams & Wilkins [Elektronische Ausgabe]

Weber-Varszegi, V; Senn, P; Becht, V. N.; Schmid, M. K. (2008): „‚Floaterektomie' – Pars-Plana-Vitrektomie wegen Glaskörpertrübungen". *Klinisches Monatsblatt Augenheilkunde* 225: 366-369

Werblin, Frank; Roska, Botond (2008): „Wie das Auge die Welt verfilmt". *Spektrum der Wissenschaft* 5: 41-47

Witkovsky, Paul (2007): „Functional Anatomy of the Retina". *Duane's Ophthalmology*, hrsg. v. William Tasman und Edward A. Jaeger. Philadelphia: Lippincott Williams & Wilkins [Elektronische Ausgabe]

Links

Link[1]: *Ganzheitlich Sehen* (4/08).
mouches-volantes.com/news/newsdezember2008.htm#1 (28.8.22)

Link[2]: *Ganzheitlich Sehen* (1/09).
mouches-volantes.com/news/newsmaerz2009.htm#1 (28.8.22)

Link[3]: *Ganzheitlich Sehen* (2/09).
https://mouches-volantes.com/news/newsjuni2009.htm#1 (28.8.22)

Link[4]: *Ganzheitlich Sehen* (3/09).
mouches-volantes.com/news/newsaugust2009.htm#1 (28.8.22)

Link[5]: eye-floaters.com/floaters-whatcausesfloaters.php (2008)

Link[6]: susannebinder.com (2009)

Link[7] mouches-volantes.com/news/newsaugust2005.htm (28.8.22)

- sinnesphysiologie.de/hvsinne/auge/recfeld.htm (2009)
- de.wikipedia.org/wiki/Rezeptives_Feld (10.9.19)

Über den Autor

Floco Tausin

floco.tausin@mouches-volantes.com

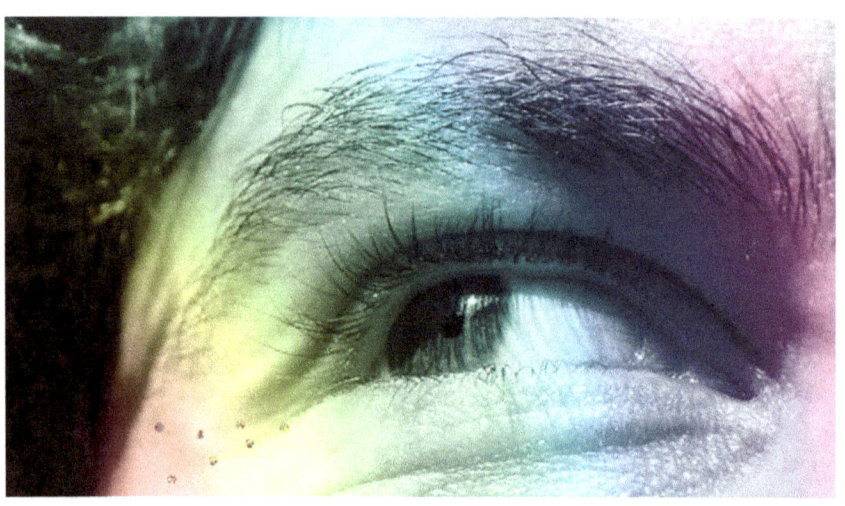

Der Name Floco Tausin ist ein Pseudonym. Der Autor promovierte an der geisteswissenschaftlichen Fakultät der Universität Bern und befasst sich in Theorie und Praxis mit der Erforschung subjektiver visueller Phänomene im Zusammenhang mit veränderten Bewusstseinszuständen und Bewusstseinsentwicklung. 2004 veröffentlichte er die mystische Geschichte „Mouches

Volantes" über die Lehre des im Schweizer Emmental lebenden Sehers Nestor und die spirituelle Bedeutung der Mouches volantes.

Angaben zum Buch:
Mouches Volantes – Die Leuchtstruktur des Bewusstseins
siehe: mouches-volantes.com/buch/buch.htm

Bereits den alten Griechen bekannt, von heutigen Augenärzten als harmlose Glaskörpertrübung betrachtet und für viele Betroffene ärgerlich: Mouches volantes, Punkte und Fäden, die in unserem Blickfeld schwimmen und bei hellen Lichtverhältnissen sichtbar werden.
Die Erkenntnis eines im schweizerischen Emmental lebenden Sehers stellt die heutige Ansicht radikal in Frage: Mouches volantes sind erste Teile einer durch unser Bewusstsein gebildeten Leuchtstruktur. Das Eingehen in diese erlaubt uns Menschen, mit dem Bilde eins zu werden.

Mouches volantes: Glaskörpertrübung oder Bewusstseinsstruktur? Eine mystische Geschichte über die nahe (f)liegendste Sache der Welt.

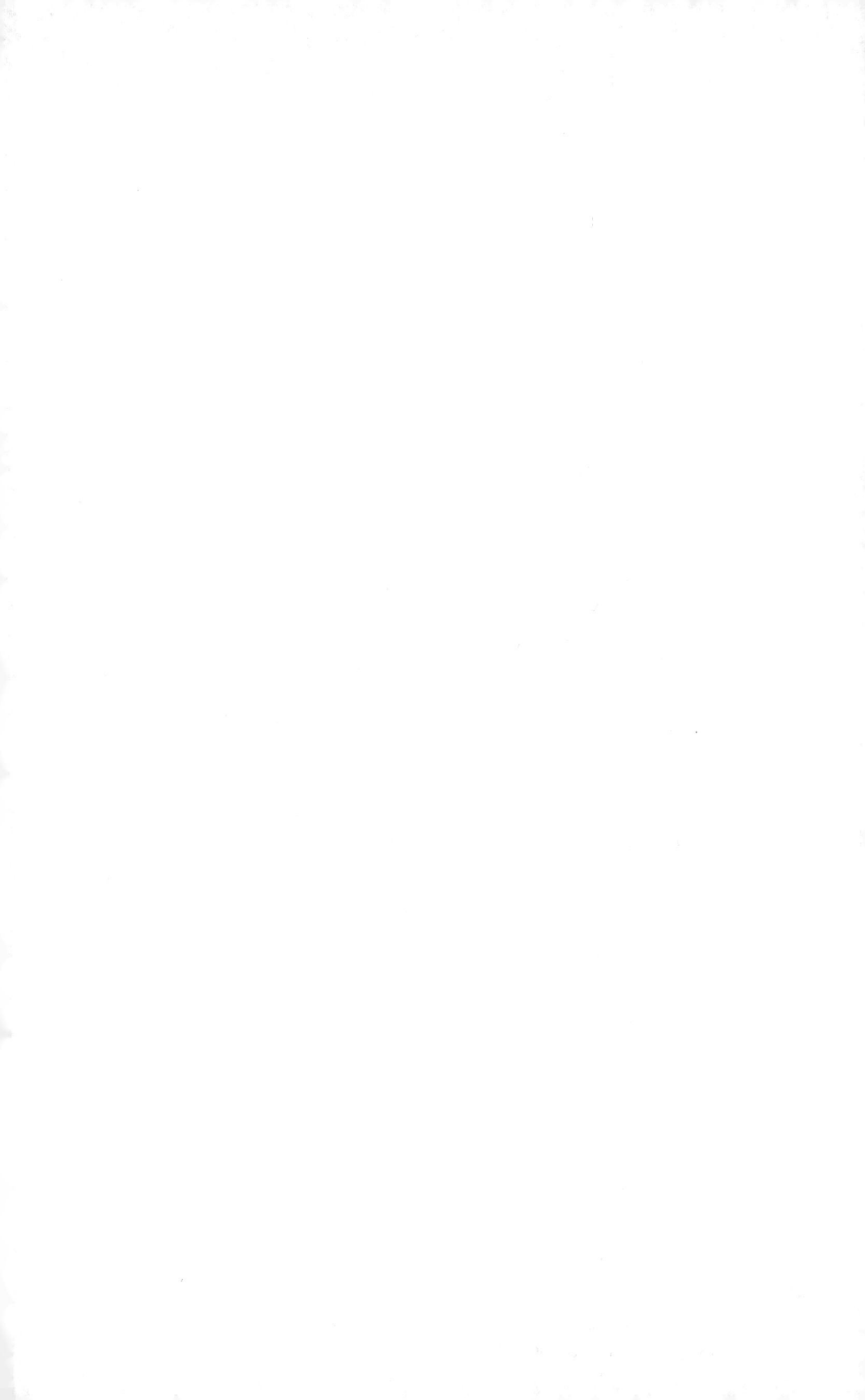

www.ingramcontent.com/pod-product-compliance
Lightning Source LLC
LaVergne TN
LVHW020135080526
838202LV00047B/3946